湖南省高职高专药学类专业特色教材

U0746191

药物制剂技术实验指导

（第 2 版）

（供药物制剂技术、生物制药技术、药品质量与
安全、药学、药品经营与管理等相关专业用）

主　编　吕　毅　张云坤

副主编　何　莉

编　　者（以姓氏笔画为序）

吕　毅　杨　芳　肖秀春　何　莉

谷薇薇　张云坤　龚秋红

中国健康传媒集团
中国医药科技出版社

内 容 提 要

本教材是根据药物制剂实验教学大纲的基本要求和课程特点编写而成，在药物制剂实验的内容组织形式、实验报告格式、实验问题思考等方面均有一定突破。本教材重点培养学生分析、解决实际问题的能力，提高实践技能，突出技能培养目标，体现工作过程导向，项目驱动和教、学、做为一体的先进教学方法和理念。本教材将实验报告与实验指导相结合，既解决了学生实验报告留存困难的问题，又真正将"教–学–做–写"融为一体，突出实用性。本教材共设有17个实验项目，涉及15个剂型、20个制剂、1个资料查阅、1个企业参观见习。

本教材适用于药物制剂技术、生物制药技术、药品质量与安全、药学、药品经营与管理等相关专业学生使用。

图书在版编目（CIP）数据

药物制剂技术实验指导/吕毅，张云坤主编.—2版.—北京：中国医药科技出版社，2023.8
（湖南省高职高专药学类专业特色教材）

ISBN 978-7-5214-4102-4

Ⅰ.①药… Ⅱ.①吕… ②张… Ⅲ.①药物–制剂–技术–高等职业教育–教材 Ⅳ.①TQ460.6

中国国家版本馆CIP数据核字（2023）第147018号

美术编辑 陈君杞
版式设计 友全图文

出版 **中国健康传媒集团** ｜ 中国医药科技出版社
地址 北京市海淀区文慧园北路甲 22 号
邮编 100082
电话 发行：010-62227427 邮购：010-62236938
网址 www.cmstp.com
规格 787×1092mm $\frac{1}{16}$
印张 5
字数 92 千字
初版 2020 年 8 月第 1 版
版次 2023 年 8 月第 2 版
印次 2023 年 8 月第 1 次印刷
印刷 三河市百盛印装有限公司
经销 全国各地新华书店
书号 ISBN 978-7-5214-4102-4
定价 **39.00 元**

获取新书信息、投稿、为图书纠错，请扫码联系我们。

前　言

　　药物制剂技术是药物制剂技术专业、药学专业、药品质量与安全专业、生物制药技术专业的专业核心课程，是制药设备应用技术专业、药品经营与管理专业的专业基础课程。本课程技术实践性强，是培养药学类专门人才的一个必备环节。本课程是依据专业人才培养目标和相关职业岗位（群）的能力要求而设置的，对药学类专业群所面向的各岗位所需要的知识、技能、素质目标的达成起支撑作用。其中，对学生实践操作技能的培养是人才培养一个非常重要的组成部分，也是职业教育的重要体现。《药物制剂技术实验指导》是药物制剂技术课程对学生实践操作技能培养的主要参考教材，在药物制剂技术课程教学过程中起着非常重要的作用。

　　本教材的编写，结合了药物制剂技术课程所开设的实验项目、药学类相关专业技能考核标准与题库以及湖南省药学类专业技能考核标准，制定其授课内容，并充分体现职业教育特色，将制剂生产中的典型产品和项目融入到教材中。重点培养学生分析、解决实际问题的能力，提高实践技能，突出技能培养目标，体现工作过程导向、项目驱动和"教、学、做"为一体的先进教学方法和理念。本教材将实验报告与实验指导相结合，既解决了学生实验报告留存困难的问题，又真正将"教－学－做－写"融为一体。具有较强实用性。

　　本教材共设有 17 个实验项目，涉及 17 个剂型、20 个制剂、1 个资料查阅、1 个企业参观见习。附 20 多张自拍实验照片，可供学生实验预习和总结使用。岗位见习的内容可根据情况选用。

　　本教材的编写人员均来自教学一线岗位，有着丰富的教学经验，并有来自企业的何莉（湖南九典制药股份有限公司）老师对实验内容把关。本教材编写分工：吕毅负责全书的章节设计、统稿，并负责项目一、项目十三、项目十五和附录的编写；龚秋红负责项目五、项目六、项目十一的编写；谷薇薇负责项目四、项目十四、项目十六的编写；肖秀春负责项目二、项目三的编写；杨芳负责项目七、项目八、项目十二的编写；张云坤负责项目九、项目十、项目十七的编写。

　　本教材在编写过程中，得到了各编者的大力支持，参考引用了相关最新书籍和文献，在此一并表示诚挚的感谢。

　　我们致力于提供一本适合教师教、学生学的切合教学实际的教材，但由于水平、能力和学识有限，在教材内容的取舍、编排等方面肯定有不足之处，恳请使用本教材的教师和同学给予批评指正，以便修订完善。

编　者

2023 年 6 月

目 录

项目一 《中国药典》的查阅

日期＿＿＿＿＿＿＿　　团队组员＿＿＿＿＿＿＿＿＿＿＿＿＿＿＿＿＿＿＿＿＿

一、学习目标

1. **知识目标**　熟悉我国的药品标准；掌握《中国药典》的整体编排结构和基本内容框架；掌握《中国药典》的正确查阅方法。
2. **技能目标**　会正确查阅《中国药典》相关项目和内容。
3. **素质目标**　有严肃认真的学习态度；爱护《中国药典》，不破坏和污染药典；及时记录查阅结果，字迹工整；保证查阅环境整洁。

二、相关背景知识

药品的质量标准是药物制剂质量好坏的判别依据和尺度，我国现行的药品标准有两种：一是《中华人民共和国药典》（简称《中国药典》），二是由国家药品监督管理局或原卫生部颁布的药品标准（简称"局＜部＞颁标准"）。《中国药典》收载的是疗效确切、质量稳定、不良反应小的常用药物及其制剂的质量标准，"局〈部〉颁标准"收载的是国家药品监督管理局或原卫生部批准的、尚未收入药典的新药质量标准。

《中国药典》目前每5年更新一次，现行版为2020年版。《中国药典》2020年版由一部（药材和饮片、植物油脂和提取物、成方制剂和单味制剂）、二部（化学药、抗生素、生化药品、放射性药品）、三部（生物制品）、四部（通用技术要求、药用辅料）组成，其中，一、二、三部包括凡例、标准正文和索引，四部通用技术要求包括制剂通则、检验方法、指导原则等。

三、实验仪器与材料

《中国药典》2020年版、记录纸、笔。

四、实验内容

（一）《中国药典》基本内容的查阅

按照表1-1中所述各项要求，查阅《中国药典》2020年版，记录查阅结果。

表1-1

查阅项目	年版、部、页	内容（关键词概述）
甘油栓贮藏要求		
甘油的相对密度		
注射用水质量检查项目		
眼用制剂质量检查项目		
葡萄糖注射液规格		
糖浆剂的含蔗糖量		
阿莫西林片溶出度限度		
阿司匹林肠溶胶囊含量测定的检测波长		
盐酸吗啡类别		
热原检查法实验动物		
密闭、密封、冷处、阴凉处的含义		
安息香的性味与归经		
丸剂的水分测定要求		
生物制品病毒安全性控制一般原则		
益母草流浸膏乙醇量		
蜂蜜的功能与主治		
当归的炮制		
抗狂犬病血清保存、运输及有效期		
水浴温度		
片剂的重量差异检查法		
板蓝根颗粒的用法与用量		
伤寒疫苗		
二氧化钛的类别		

（二）《中国药典》具体制剂的查阅

表1-2

品 名	牛黄解毒丸	小柴胡颗粒
年版、部、页		
处 方		
性 状		
功能与主治		
质检项目		

表1-3

品 名	硝苯地平片	人胰岛素注射液
年版、部、页		
性 状		
规 格		
类 别		
质检项目		

表1-4

品 名	醋酸地塞米松注射液	诺氟沙星胶囊
年版、部、页		
性 状		
规 格		
类 别		
质检项目		

【操作要点】

1. 可参阅各个版本的《中国药典》，比较各个版本《中国药典》的异同。

2. 若有信息查不到时，可考虑查阅《中国药典》增补本。

3. 可通过《中国药典》网络在线查阅，或安装《中国药典》相关电子阅读软件进行查阅。

4. 药物制剂的相关信息可以通过图书馆、专业网站、官方网站、技术论坛、专业数据资源库等获取。

五、常见问题及思考

1. 药典为什么要不断更新？《中国药典》到目前为止有几个版本？

2. 不标注温度的水浴是多少摄氏度？无特别标注时的乙醇浓度是多少？

3. 请列举几部具有代表性的国外药典？

实验成绩_____

项目二　　溶液型液体制剂的制备

日期_____　　　团队组员_____

一、学习目标

1. **知识目标**　掌握溶液型液体制剂的制备方法；熟悉溶液型液体制剂的处方组成并能对处方进行逐一分析；熟练掌握溶解、过滤操作。

2. **技能目标**　会制备合格的复方碘溶液、氯化钾溶液和单糖浆；能够对制备的产品进行质量检查。

3. **素质目标**　有严肃认真的操作态度；爱护实验仪器设备，轻拿轻放；称取药品尽量准确无误；确保每个台面和角落的整洁卫生；尊重实验客观事实，实验报告的书写使用原始数据，字迹工整。

二、相关背景知识

溶液型液体制剂是指药物以分子或离子状态溶解于溶剂中制成的澄明液体制剂。根据需要可加入助溶剂、抗氧剂、矫味剂、着色剂等附加剂。其制备方法有溶解法、稀释法、化学反应法；其中溶解法应用最多。

溶解法的制备过程：药物的称量→溶解→过滤→质量检查→包装。

溶液型液体制剂有溶液剂、糖浆剂、芳香水剂、甘油剂、醑剂等剂型。溶液剂系指药物溶解于溶剂中所形成的澄明液体制剂。糖浆剂系指含有药物或芳香物质的浓蔗糖水溶液，供口服应用。化学药物糖浆剂含蔗糖量应不低于45%（g/ml）。单糖浆浓度为85%（g/ml）或64.7%（g/g），用作矫味剂和助悬剂。

三、实验原理

溶解法制备溶液剂大多先取处方量3/4的溶剂加入药物，搅拌使溶解，滤过，再自滤器上添加溶剂至全量，最后搅匀即得。处方中如有助溶剂、增溶剂、稳定剂、pH调节剂、防腐剂及抗氧剂等，应先用适量溶剂溶解后加入。对热稳定而溶解缓慢的药物，可适当加热促进其溶解；挥发性或不耐热的药物则应在40℃以下加入，以免挥发或破坏损失。制备芳香水剂时，用分散剂分散或剧烈振摇，可使油水充分接触而加速溶解。

四、实验仪器与材料

1. **实验仪器** 量杯、量筒、电子天平、玻璃棒、漏斗、滤纸、称量纸、药匙、烧杯、电炉、铁架台、石棉网、滴管等。

2. **实验材料** 纯化水、碘、碘化钾、氯化钾、蔗糖。

五、实验内容

（一）复方碘溶液的制备

【**处方**】碘　　　　　　　2.5g

　　　　　碘化钾　　　　　5g

　　　　　纯化水　　　　　适量

　　　　　共制　　　　　　50ml

【**制备工艺**】称取碘化钾5g，加入少量纯化水（约10ml）用玻璃棒搅拌使其完全溶解配成浓溶液，再加入碘2.5g搅拌使其完全溶解，最后加入纯化水适量至50ml，即得。

【**相关图片**】见图2-1和图2-2。

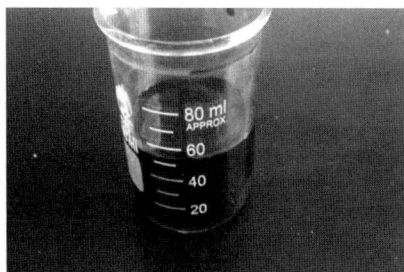

图2-1　复方碘溶液

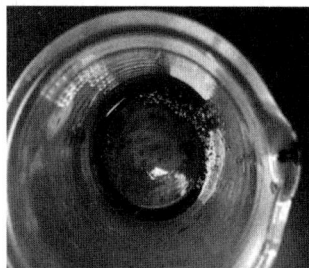

图2-2　碘未完全溶解的复方碘溶液

【**用途**】复方碘溶液可调节甲状腺机能，用于缺碘引起的疾病如甲状腺肿、甲亢等的辅助治疗。每次0.1~0.5ml，饭前用水稀释5~10倍后服用，一日3次。

【**操作要点**】

1. 碘的溶解度在水中为1：2950，加碘化钾可与碘生成易溶于水的络合物，增加碘在水中的溶解度，同时使碘稳定不易挥发，并减少其刺激性。

2. 为加快药物溶解，宜将碘化钾加适量纯化水配制成浓溶液，然后加入碘溶解。应特别注意加水量不能过多，一般不超过10ml，以免溶液浓度太低难以助溶。

3. 碘具有强氧化性、腐蚀性和挥发性，称取时应用玻璃器皿，不能用称量纸称取，更不能直接置于天平托盘上称重，以防腐蚀天平；称取后不宜长时间露置在空气中；碘应贮存于密闭玻璃塞瓶内，不得直接与木塞、橡皮塞及金属接触。

4. 本品一般不过滤，若需滤过，宜用垂熔玻璃滤器。

（二）氯化钾溶液的制备

【处方】氯化钾　　　　　　　5g
　　　　纯化水　　　　　　　适量
　　　　共制　　　　　　　　50ml

【制备工艺】称取氯化钾5g溶于约40ml纯化水中，过滤。自滤器上添加纯化水至50ml，搅拌均匀即得。

【相关图片】见图2-3和图2-4。

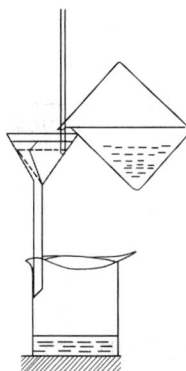

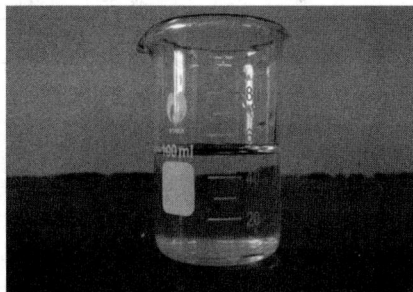

图2-3　过滤装置　　　　　　　　图2-4　氯化钾溶液

【用途】本品可补充体内的钾离子缺乏，利尿。

【操作要点】

1. 氯化钾溶液口感欠佳，可加糖浆矫味，加入等量含有柠檬酸香味的糖浆效果更好。其他矫味效果依次如下：橙皮糖浆＞樱桃糖浆＞3%羧甲基纤维素＞1.5%羧甲基纤维素钠＞含0.1%枸橼酸的糖浆＞0.17%糖精钠＞纯化水。

2. 本品易霉变，可加入25%苯甲酸的乙醇溶液1.5ml做防腐剂。

（三）单糖浆的制备

【处方】 蔗糖　　　　　　　　　　42.5g

纯化水　　　　　　　　　加至50ml

【制备工艺】 量取纯化水约25ml至电炉上煮沸，加蔗糖42.5g搅拌至完全溶解后，继续加热至100℃，趁热保温滤过，自滤器上添加纯化水至50ml，使其冷却至室温，搅拌均匀即得。

【用途】 本品含蔗糖为85%（g/ml），常用作矫味剂和赋形剂使用。

【操作要点】

1. 制备时加热温度不宜过高（尤其直火加热时），时间不宜过长，以防蔗糖焦化和转化糖生成过多影响质量。但若加热时间太短，达不到灭菌效果。

2. 包装容器洗净后应干热灭菌。趁热灌装后应将容器密塞倒置放冷后，再恢复直立，以防蒸汽冷凝成水珠存于瓶颈使糖浆发酵变质。

3. 本品应密封，在30℃以下避光保存。

六、产品质量检查及分析

表2-1　产品质量检查结果

产品	外观	澄明度	是否合格	失败原因
复方碘溶液				
氯化钾溶液				
单糖浆				

七、常见问题及思考

1. 称取、贮存碘时应选用什么条件？为什么？

2．碘化钾在复方碘溶液处方中有何作用？为何复方碘溶液制备中不能用滤纸过滤？

3．氯化钾溶液过滤时有哪些注意事项？

实验成绩＿＿＿＿＿＿

项目三　胶体溶液的制备

日期_____　　　团队组员_____

一、学习目标

1. **知识目标**　掌握高分子化合物的溶解特性；熟悉胶体溶液的制备方法；熟悉胶体溶液与溶液型液体制剂的区别。

2. **技能目标**　会进行高分子化合物的溶胀操作；会制备符合质量要求的羧甲基纤维素钠胶浆和阿拉伯胶胶浆。

3. **素质目标**　有严肃认真的操作态度；爱护实验仪器设备，轻拿轻放；称取药品尽量准确无误；确保每个台面和角落的整洁卫生；尊重实验客观事实，实验报告的书写使用原始数据，字迹工整。

二、相关背景知识

高分子溶液剂系指高分子化合物溶解于溶剂中形成的均匀分散的液体制剂。以水为溶剂时，称为亲水性高分子溶液，又称为亲水胶体溶液或胶浆剂。以非水溶剂制成的称为非水性高分子溶液剂。高分子溶液剂属于热力学稳定系统。亲水性高分子溶液在药剂中应用较多，如混悬剂中的助悬剂、乳剂中的乳化剂、片剂的包衣材料、血浆代用品、微囊、缓释制剂等都涉及高分子溶液。

三、实验原理

高分子溶液的制备要经过一个溶胀过程。可以分为有限溶胀和无限溶胀。

有限溶胀：系指水分子单方向渗入到高分子化合物的分子间的空隙中，与高分子中的亲水基团发生水化作用而使其体积膨胀。

无限溶胀：系指由于高分子空隙间存在水分子，降低了高分子分子间的作用力（范德华力），溶胀过程继续进行，最后高分子化合物完全分散在水中形成高分子溶液。无限溶胀的过程也就是高分子化合物逐渐溶解的过程。无限溶胀常需搅拌或加热才能完成。形成高分子溶液的这一过程称为胶溶。

四、实验仪器与材料

1. 实验仪器　量杯、量筒、电子天平、玻璃棒、漏斗、滤纸、称量纸、药匙、烧杯、电炉、铁架台、石棉网、滴管等。

2. 实验材料　羧甲基纤维素钠、甘油、5%羟苯乙酯溶液、香精、纯化水、苯甲酸、阿拉伯胶。

五、实验内容

（一）羧甲基纤维素钠胶浆的制备

【处方】
羧甲基纤维素钠	2.5g
甘油	30ml
羟苯乙酯溶液（5%）	2ml
香精	适量
纯化水	加至100ml

【制备工艺】量取纯化水约50ml，至电炉上加热，称取羧甲基纤维素钠（CMC-Na）2.5g分次撒入已加热的纯化水中，静置，使其充分吸水溶胀，然后用玻璃棒轻轻搅拌使其完全溶解，再依次加入甘油30ml、羟苯乙酯溶液2ml，放冷后加入香精1~2滴，最后添加纯化水至全量，搅拌均匀，即得。

【相关图片】见图3-1。

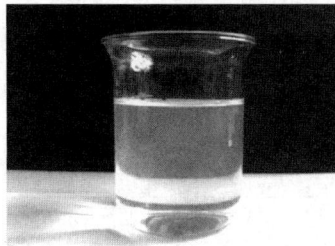

图3-1　羧甲基纤维素钠胶浆

【用途】本品为润滑剂，用于腔道、器械检查或肛检时。

【操作要点】

1. 羧甲基纤维素钠在冷、热水中均可溶解，但在冷水中溶解缓慢，应于60℃以下加热溶解。若超过80℃长时间加热，黏度降低。配制时若用少量乙醇润湿，再按上法溶解，效果更好。

2. 羧甲基纤维素钠遇阳离子型药物及碱土金属、重金属盐能发生沉淀，故应选用羟苯酯类防腐剂，不能使用季铵类和汞类防腐剂。

3. 本制剂中甘油起保湿、增稠和润滑作用，随着甘油浓度增加，胶浆剂的黏度也逐渐增加。

4. 羧甲基纤维素钠需少量多次撒入纯化水中，以避免结块现象的出现。

（二）阿拉伯胶浆的制备

【处方】

阿拉伯胶	5g
苯甲酸	0.1g
纯化水	适量
共制	50ml

【制备工艺】量取纯化水约40ml，在电炉上加热后，将阿拉伯胶5g分次撒布在水面上，静置，待其充分自然溶胀后，重新置电炉上加热，用玻璃棒轻轻搅拌使其完全溶解。然后将胶浆趁热过滤，最后加入苯甲酸0.1g，添加纯化水至全量，搅拌均匀，即得。

【用途】本品可用作润滑剂、助悬剂、乳化剂以及固体制剂的黏合剂。

六、产品质量检查及分析

表3-1 产品质量检查结果

产品	外观	澄明度	是否合格	失败原因
羧甲基纤维素钠胶浆				
阿拉伯胶浆				

七、常见问题及思考

1. 怎样加快胶体溶液的过滤速度？

2. 在制备羧甲基纤维素钠胶浆时，如何避免产生气泡？

3. 在制备阿拉伯胶浆时，为何要趁热过滤？

实验成绩_____

项目四　混悬型液体制剂的制备

日期_____　　　团队组员_____

一、学习目标

1. **知识目标**　掌握混悬型液体制剂的性质和特点；掌握混悬型液体制剂的制备方法；熟悉混悬型液体制剂的质量检查项目；熟悉影响混悬型液体制剂稳定性的因素。

2. **技能目标**　会进行混悬型液体制剂的制备，并能制备出合格的混悬剂；能熟练进行称量、研磨、混合等操作；能规范清场。

3. **素质目标**　实验服应穿戴整齐，不留长指甲，不染指甲，不披发，不在实验室大声喧哗；爱护仪器设备，不浪费药品、试剂；能保证操作环境的整洁；及时记录实验数据，养成实事求是、认真分析的工作态度。

二、相关背景知识

混悬型液体制剂系指难溶性固体药物以微粒状态分散于分散介质中形成的非均匀的液体制剂。属于热力学不稳定的粗分散体系。混悬剂中药物微粒一般在0.5~10μm之间，小者可为0.1μm，大者可达50μm或更大。所用分散介质大多数为水，也可用植物油。在药物制剂技术中合剂、搽剂、洗剂、注射剂、滴眼剂、气雾剂、软膏剂和栓剂等都有混悬剂的存在。

根据Stoke's定律$V=\dfrac{2r^2\left(\rho_1-\rho_2\right)g}{9\eta}$可知，为使药物颗粒沉降缓慢，可采取减少颗粒的半径、增加溶剂的黏度、减少微粒和溶剂的密度差等方法；还可以通过加助悬剂、表面活性剂、絮凝剂、反絮凝剂等方法来增加混悬液的稳定性。故制备混悬液时，应先将药物研细，并加入助悬剂如CMC-Na以增加黏度，降低沉降速度。

制备混悬剂的操作要点：

（1）助悬剂应先配成一定浓度的稠厚液。固体药物一般宜研细、过筛。

（2）分散法制备混悬剂，宜采用加液研磨法。

（3）用改变溶剂性质析出沉淀的方法制备混悬剂时，应将醇性制剂（如酊剂、醑

剂、流浸膏剂）以细流缓缓加入水性溶液中，并快速搅拌。

（4）容器盛装的药液不宜太满，应留适当空间以便于用前摇匀。并应加贴印有"用前摇匀"或"服前摇匀"字样的标签。

三、实验原理

混悬剂的制备应使固体药物有适当的分散度，使微粒分散均匀，混悬剂稳定。混悬剂的制备方法有分散法和凝聚法。

分散法制备混悬剂的一般工艺流程：药物 → 称量 → 研磨 → 混合 → 分剂量 → 质量检查 → 包装。

分散法制备混悬剂要考虑药物的亲水性。对于亲水性药物如氧化锌、炉甘石等，一般可先将药物粉碎至一定细度，再采用加液研磨法制备，即1份药物加入0.4~0.6份的液体，研磨至适宜的分散度，最后加入处方中的剩余液体使成全量。疏水性药物制备混悬剂时，可加入润湿剂与药物共研，改善疏水性药物的润湿性。

四、实验仪器与材料

1. **实验仪器**　电子天平、乳钵、50ml带塞量筒（或带刻度有塞比浊管）、量筒、量杯、烧杯、玻璃棒、称量纸、药匙等。

2. **实验材料**　炉甘石、氧化锌、甘油、羧甲基纤维素钠、纯化水。

五、实验内容

炉甘石洗剂的制备

【处方1】炉甘石　　　　　　7.5g

　　　　　氧化锌　　　　　　2.5g

　　　　　甘油　　　　　　　5.0ml

　　　　　纯化水　　　　　　适量

　　　　　共制　　　　　　　50ml

【制备工艺】分别称取炉甘石7.5g、氧化锌2.5g至乳钵中，充分研磨5分钟得均匀细腻的药粉，加入甘油5.0ml和适量纯化水充分研磨成糊状，边加边研磨，最后加纯化水至全量，混合均匀，即得。

【处方2】炉甘石　　　　　　　7.5g

氧化锌　　　　　　　2.5g

甘油　　　　　　　　5.0ml

羧甲基纤维素钠　　　0.25g

纯化水　　　　　　　适量

共制　　　　　　　　50ml

【制备工艺】分别称取炉甘石7.5g、氧化锌2.5g至乳钵中，充分研磨5分钟得均匀细腻的药粉，加入甘油5.0ml和适量纯化水充分研磨成糊状。另称取羧甲基纤维素钠0.25g至烧杯，加纯化水适量，用玻璃棒搅拌使其充分溶解，得羧甲基纤维素钠胶浆。将羧甲基纤维素钠胶浆分次加入上述糊状液中，边加边研磨，最后加纯化水至全量，研磨均匀，即得。

【相关图片】见图4-1。

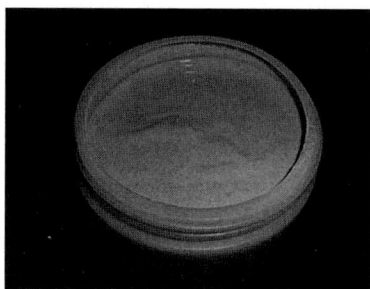

图4-1　炉甘石洗剂

【用途】本品可保护皮肤、收敛、消炎。用于皮肤炎症，如丘疹、亚急性皮炎、湿疹、荨麻疹的治疗。

【操作要点】

1. 氧化锌有重质和轻质两种，以选用轻质的为好。

2. 炉甘石与氧化锌均为不溶于水的亲水性药物，能被水润湿。故先加入甘油和少量水研磨成糊状，再与羧甲基纤维素钠胶浆混合，使微粒周围形成水化膜以阻碍微粒的聚合，振摇时易再分散。

六、产品质量检查及分析

混悬剂沉降体积比的测定：将制好的炉甘石洗剂1和2，分别倒入有刻度的具塞量筒中，密塞，分别用力振摇1分钟，记录混悬液的开始高度H_0，静置，分别记录5分钟、

15分钟、30分钟、45分钟沉降物的高度H，按公式（沉降体积比$F=H/H_0$）计算各个放置时间的沉降体积比，记入表4–1中。沉降体积比在0~1之间，其数值愈大，混悬剂愈稳定。

表4–1 混悬液的沉降体积比记录表

时间/min	炉甘石洗剂1		炉甘石洗剂2	
0	$H_0=$		$H_0=$	
5	$H_5=$	$F=$	$H_5=$	$F=$
15	$H_{15}=$	$F=$	$H_{15}=$	$F=$
30	$H_{30}=$	$F=$	$H_{30}=$	$F=$
45	$H_{45}=$	$F=$	$H_{45}=$	$F=$

七、常见问题及思考

1. 通过对炉甘石洗剂1和2沉降情况进行观测对比，分析炉甘石洗剂1和2沉降过程有何差别？产生差别的原因是什么？

2. 影响混悬剂稳定性的因素有哪些？

3. 什么是加液研磨法？

实验成绩_____

项目五　乳剂型液体制剂的制备

日期＿＿＿＿＿＿＿　　　团队组员＿＿＿＿＿＿＿＿＿＿＿＿＿＿＿＿＿＿＿＿＿

一、学习目标

1. **知识目标**　熟悉乳剂的特点；掌握乳剂的类型和鉴别方法；掌握乳化剂的种类与选用；掌握乳剂的制备方法；熟悉影响乳剂稳定性的因素。

2. **技能目标**　会进行乳剂的制备操作，并能生产出合格的乳剂；能熟练地使用干胶法与湿胶法制备乳剂，并能正确进行乳剂类型的鉴别；能规范清场。

3. **素质目标**　有严肃认真的操作态度；爱护实验仪器设备，轻拿轻放；称取药品尽量准确无误；确保每个台面和角落的整洁卫生；尊重实验客观事实，实验报告的书写使用原始数据，字迹工整。

二、相关背景知识

乳剂也称为乳浊液，是指两种互不相溶的液体混合，其中一种液体以液滴状态分散于另一种液体中形成的非均相分散体系。形成液滴的一相称为内相、不连续相或分散相；包裹在液滴外面的一相称为外相、连续相和分散介质。分散相的直径一般在 $0.1 \sim 10\mu m$ 之间，乳剂可供内服、外用，经灭菌或无菌操作法制备的乳剂，也可供注射用。

根据分散相不同，乳剂分为水包油型（O/W型）和油包水型（W/O型），一般可用稀释法和染色法进行鉴别。乳剂属于热力学不稳定体系，需加入乳化剂使其稳定。乳化剂的作用机制是能显著降低油水两相的界面张力，并在乳滴周围形成牢固的乳化膜。常用的乳化剂有单硬脂酸甘油酯、十二烷基硫酸钠、阿拉伯胶等。

三、实验原理

乳剂的制备方法有干胶法、湿胶法、新生皂法、机械法等。

干胶法系先将油与胶粉同置于干燥乳钵中研匀，然后一次加入比例量的水迅速沿同一方向旋转研磨，至稠厚的乳白色初乳形成为止，再逐渐加水稀释至全量，研匀，即得。

湿胶法系将油相加到含乳化剂的水相中。制备时先将胶（乳化剂）溶于水中，制成胶浆作为水相，再将油相缓缓加于水相中，边加边研磨，直到初乳生成，再加水至全量研匀，即得。湿胶法制备初乳时油、水、胶的比例与干胶法相同。

新生皂法系利用植物油所含的硬脂酸、油酸等有机酸与加入的氢氧化钠、氢氧化钙、三乙醇胺等，在加热（70℃以上）条件下生成新生皂作为乳化剂，经搅拌或振摇即制成乳剂。若生成钠皂、有机胺皂则为O/W型乳化剂，生成钙皂则为W/O型乳化剂。本法多用于乳膏剂的制备。

机械法系将油相、水相、乳化剂混合后用乳化机械制备乳剂。机械法制备乳剂可不考虑混合顺序而是借助机械提供的强大能量制成乳剂。乳化机械主要有电动搅拌器、乳匀机、胶体磨、超声波乳化器、高速搅拌机、高压乳匀机等。

四、实验仪器与材料

1. 实验仪器　乳钵、量筒、具塞试剂瓶、烧杯、称量纸、药勺、电子天平、滴管、试管、离心机等。

2. 实验材料　液状石蜡、阿拉伯胶、5%尼泊金乙酯醇溶液、纯化水、氢氧化钙、花生油等。

五、实验内容

（一）液状石蜡乳剂的制备

【处方】液状石蜡　　　　　　　　　　12ml

　　　　阿拉伯胶　　　　　　　　　　4g

　　　　5%尼泊金乙酯醇溶液　　　　　0.1ml

　　　　纯化水　　　　　　　　　　　适量

　　　　共制　　　　　　　　　　　　30ml

【制备工艺】

1. 干胶法　称取阿拉伯胶4g置于干燥乳钵中，加入液状石蜡12ml研磨均匀，加入纯化水8ml不断研磨至发出劈裂声，即得初乳。再加入5%尼泊金乙酯醇溶液0.1ml，加纯化水至全量，即得。

2. **湿胶法** 量取纯化水8ml置于干净乳钵中，称取阿拉伯胶4g分次加入乳钵中，充分研磨制成胶浆，再分次加入12ml液状石蜡，边加边研磨至发出劈裂声，即得初乳。再加入5%尼泊金乙酯醇溶液0.1ml，加纯化水至全量，即得。

【质量要求】应制得乳白色的乳剂，乳滴应大小均匀。

【相关图片】见图5-1。

【用途】本品为轻泻剂，用于治疗便秘，特别适用于高血压、动脉瘤、疝气、痔疮及手术后便秘的患者，可以减轻排便的痛苦。

【操作要点】

1. 正确掌握干胶法和湿胶法中各组分的加入顺序。

2. 充分研磨使乳化完全。

3. 量取油相和水相的量筒不能混用，否则会导致乳化剂结团，不易混匀，出现肉眼可见的大油滴，无法乳化完全。

4. 油相与乳化剂充分研匀后，按照油：水：胶为3:2:1比例一次性加水，迅速沿同一方向旋转研磨，直到稠厚的乳白色初乳形成为止（有劈裂声），期间不能改变研磨方向，也不宜停止研磨。

5. 湿胶法所用的胶浆（油：水为1:2）应提前制出备用。

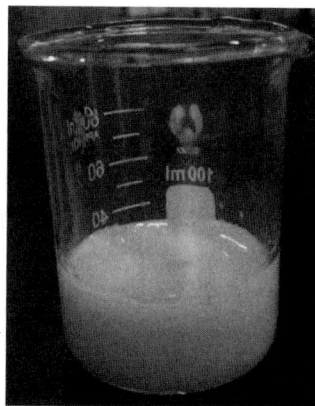

图5-1 液状石蜡乳剂

6. 乳钵应选用内壁较为粗糙的瓷乳钵。

（二）石灰搽剂的制备

【处方】

氢氧化钙溶液	10ml
花生油	10ml
共制	20ml

【制备工艺】分别量取氢氧化钙溶液10ml和花生油10ml置于具塞试剂瓶中，加塞用力振摇10分钟至乳剂形成，即得。

【用途】本品具有收敛、保护、润滑、止痛的作用。外用涂抹，治疗轻度烧伤和烫伤。

【操作要点】

1. 新生皂法制备乳剂中所使用的油相为花生油，可用其他植物油所代替，使用前应用干热灭菌法进行灭菌。

2. 振摇时要剧烈，使皂化和乳化能够完全充分，以避免乳剂出现分层现象。

六、产品质量检查及分析

1. **外观性状**　观察液状石蜡乳、石灰搽剂的外观并记录结果。

2. **乳剂类型鉴别**　取2支试管，分别量取液状石蜡乳剂和石灰搽剂各1ml，再加入纯化水5ml，充分振摇，观察实验结果，判断乳剂类型。

3. **乳剂的稳定性**　分别取5ml液状石蜡乳至2支离心管中，打开离心机门盖，将2支离心管放入离心机，关闭门盖，以每分钟4000转的转速离心15分钟，判断液状石蜡乳是否出现分层现象。

表5-1　产品质量检查结果

产品名称		外观性状	乳剂类型	制备方法	是否分层
液状石蜡乳	干胶法				
	湿胶法				
石灰搽剂					

七、常见问题及思考

1. 对液状石蜡乳剂处方中各个成分进行处方分析。

2. 对石灰搽剂处方中各个成分进行处方分析，并分析乳化原理。

3. 干胶法与湿胶法有何区别。

实验成绩_____

项目六　散剂的制备

日期＿＿＿＿＿＿　　　团队组员＿＿＿＿＿＿＿＿＿＿＿＿＿＿＿＿＿

一、学习目标

1. **知识目标**　掌握散剂的制备方法；掌握粉碎、过筛、混合等单元操作；掌握散剂的质量检查方法；熟悉散剂的特点与分类；熟悉共熔现象。

2. **技能目标**　会进行散剂的制备操作，并能生产出合格的散剂；能熟练进行粉碎、过筛、混合操作；能根据制备需要选择正确规格的药筛；能规范清场。

3. **素质目标**　有严肃认真的操作态度；爱护实验仪器设备，轻拿轻放；称取药品尽量准确无误，不浪费药品、试剂；确保每个台面和角落的整洁卫生；尊重实验客观事实，实验报告的书写使用原始数据，字迹工整。

二、相关背景知识

散剂系指原料药物或与适宜的辅料经粉碎、均匀混合制成的干燥粉末状制剂。散剂可供内服或外用。内服散剂一般溶于或分散于水或其他液体中服用，亦可直接用水送服。局部用散剂可供皮肤、口腔、咽喉、腔道等处应用。专供治疗、预防和润滑皮肤为目的的散剂称为撒布散或撒粉。中药散剂系指药材或药材提取物经粉碎、混合均匀制成的粉末状制剂。

散剂的类型不同，其粉末细度要求也不同，一般内服散剂，应通过五~六号筛；用于消化道溃疡病的散剂，应通过七号筛；儿科和外用散剂，应通过七号筛；眼用散剂应通过九号筛。

三、实验原理

1. **散剂的一般制备工艺流程**　药物 → 粉碎 → 过筛 → 混合 → 分剂量 → 质量检查 → 包装。

2．散剂的制备操作要点

（1）称重　正确选用天平，掌握各种状态药品的称重方法。

（2）粉碎　是制备散剂及其他有关剂型的基本操作，要求学生根据药物的理化性质、使用要求，合理地选用粉碎方法及工具。

（3）过筛　掌握基本操作方法，明确过筛操作应注意的问题。

（4）混合　混合均匀度是散剂质量的重要指标，特别是含少量医疗用毒性药品及贵重药品的散剂，为保证混合均匀，应采用"等量递加法"（配研法）。对含有少量挥发油及共熔成分的散剂，可用处方中其他成分吸收，再与其他固体成分混合。

（5）分剂量　有重量法、容量法和目测法三种，要求学生根据不同的药品选择合适的分剂量方法。

（6）包装　学会包长方包、四角包、五角包等包装方法。

（7）质量检查　根据《中国药典》2020年版规定进行。

（8）其他　处方中各组分比例相近时可直接混合；密度和粒径差异较大时一般宜将质轻的、粒径大的组分先加入混合容器中，质重的、粒径小的后加，这样可以避免混合不均的现象；可发生低共熔现象的药物先进行低共熔混合，再用其他成分将此液体吸收后混匀。

四、实验仪器与材料

1. **实验仪器**　乳钵、药筛、称量纸、药勺、电子天平、滴管、毛刷、包药纸等。

2. **实验材料**　碳酸氢钠、碳酸钙、氧化锌、薄荷脑、樟脑、薄荷油、硼酸、滑石粉、水杨酸、升华硫、淀粉等。

五、实验内容

（一）钠钙散的制备

【处方】碳酸氢钠　　　　　　　　　7.7g

　　　　碳酸钙　　　　　　　　　　2.3g

　　　　共制　　　　　　　　　　　10包

【制备工艺】称取碳酸氢钠7.7g置乳钵中充分研磨，待研细后倾出备用；将碳酸钙2.3g置于乳钵内充分研磨，再按等量递加法逐步加入所需量的碳酸氢钠，研磨混合均匀，将混合粉末过六号筛，分装，每包1g，即得。

【**用途**】本品为制酸剂，用于胃溃疡。

【**操作要点**】

1. 乳钵使用前需洗净干燥。

2. 等量递加法操作为将量大的物料先取出部分，与量小物料约等量混合均匀，如此倍量增加量大的物料，直至全部混匀为止。

（二）痱子粉的制备

【**处方**】

薄荷脑	0.15g	水杨酸	0.25g
硼酸	2.1g	升华硫	1.0g
氧化锌	1.5g	淀粉	2.5g
樟脑	0.15g	薄荷油	0.15ml
滑石粉	加至25.0g		

【**制备工艺**】

准备工作：取少量滑石粉倒入乳钵中进行充分研磨，对乳钵内壁进行饱和操作，饱和结束后用毛刷清除乳钵中剩余滑石粉。

制备：分别称取水杨酸、硼酸两种药物置于饱和后的乳钵中，用力充分研磨至药物呈细粉状；再将称好的升华硫、氧化锌、淀粉依次加入乳钵中，充分研匀，最后加入称好的滑石粉置于乳钵内与上述物料充分混合研磨至细，过七号筛备用；称取樟脑、薄荷脑置乳钵中充分研磨至药物全部液化，滴入薄荷油与其充分研匀，得共熔混合物；将备用细粉按等量递加法加入乳钵中，与共熔混合物充分混合研细，过七号筛，即得。

1. 粉料的粉碎混合 具体操作流程见图6-1。

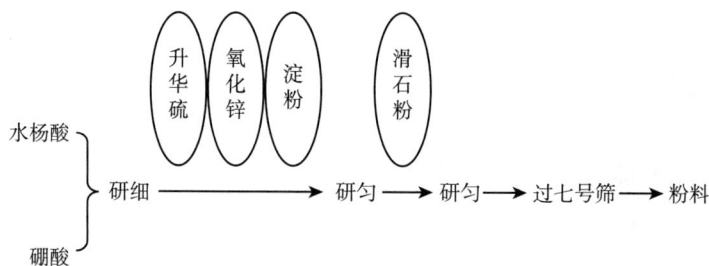

图6-1 粉料的粉碎混合操作流程图

2. 共熔　具体操作流程见图6-2。

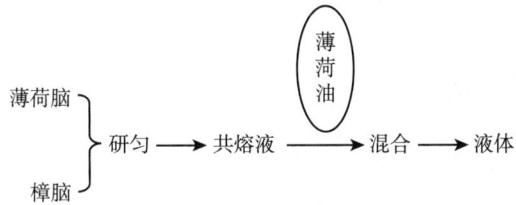

图6-2　共熔操作的流程图

3. 共熔混合物与粉料的混合　具体操作流程见图6-3。

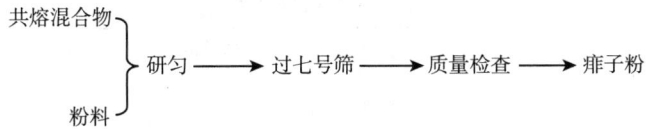

图6-3　共熔混合物与物料的混合操作流程图

【相关图片】见图6-4和图6-5。

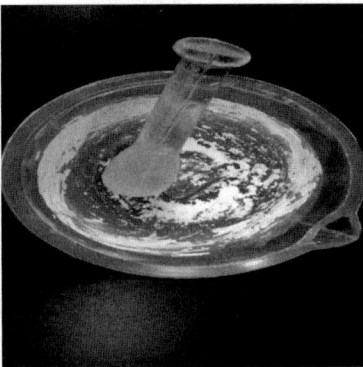

图6-4　滑石粉饱和乳钵

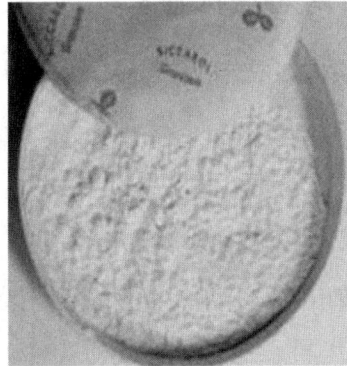

图6-5　痱子粉

【用途】本品具有吸湿、止痒及收敛作用，用于痱子、汗疹等。

【操作要点】

1. 乳钵使用前需洗净干燥，并用滑石粉饱和内壁。

2. 处方中薄荷脑、樟脑研磨混合时，可产生共熔现象。共熔后，两者药理作用几乎无变化，但是如果混合不均匀将出现结块现象，故先将其共熔，再用处方中其他组分吸收混匀。研磨时应全部液化，再与薄荷油混合。

3. 由于水杨酸与硼酸均为结晶性物料，且颗粒较大，故应研细后，再与升华硫、氧化锌、淀粉研磨混合，再与滑石粉按等量递加法研磨均匀。

4. 痱子粉为外用散剂，应为最细粉，过七号筛。

六、产品质量检查及分析

1. **外观均匀度** 取成品适量，置光滑纸上，平铺约 $5cm^2$，将其表面压平，在明亮处观察，应色泽均匀，无花纹与色斑。

2. **粒度** 取痱子粉10g，精密称定，照粒度和粒度分布测定法（通则0982第二法单筛分法）测定，通过七号筛的粉末重量，不得少于95%。

表6-1 产品质量检查结果

产品名称	外观性状	产品重量	粒度
钠钙散			
痱子粉			

七、常见问题及思考

1. 含共熔成分的散剂应如何配制？应注意哪些问题？

2. 采用等量递加法混合的原则是什么？

3. 钠钙散和痱子粉分别属于哪种类型的散剂？

实验成绩_____

项目七　颗粒剂的制备

日期＿＿＿＿＿＿＿　　团队组员＿＿＿＿＿＿＿＿＿＿＿＿＿＿＿＿＿＿＿＿＿＿＿

一、学习目标

1. **知识目标**　熟悉颗粒剂的处方组成；掌握湿法制粒的生产工艺流程；掌握软材的判断标准；熟悉颗粒剂的质量检查方法。

2. **技能目标**　能生产出合格的颗粒剂；能对制出的颗粒进行质量判断；会正确使用干燥箱，判断颗粒剂的干燥状态；能规范清场。

3. **素质目标**　有严肃认真的操作态度；爱护实验仪器设备，轻拿轻放；称取药品尽量准确无误，不浪费药品、试剂；确保每个台面和角落的整洁卫生；尊重实验客观事实，实验报告的书写使用原始数据，字迹工整。

二、相关背景知识

颗粒剂系指药物与适宜的辅料混合制成具有一定粒度的干燥颗粒状制剂。颗粒剂主要供内服，可直接吞服，也可分散或溶解在水中服用。颗粒剂根据在水中溶解情况可分为可溶颗粒（通称为颗粒）、混悬颗粒、泡腾颗粒、肠溶颗粒、缓释颗粒和控释颗粒等。

颗粒剂中常用的辅料有稀释剂、黏合剂（润湿剂）、崩解剂，根据需要还可加入矫味剂、着色剂等。

制粒是颗粒剂制备的关键工艺技术，它直接影响颗粒剂的质量。目前生产中常用的有湿法制粒、干法制粒和喷雾制粒等方法，其中以湿法制粒方法应用最为广泛。湿法制粒是在药物粉末中加入黏合剂将药物粉末表面润湿，靠黏合剂的架桥或黏结作用使粉末聚结在一起而制备颗粒的方法。挤压制粒、流化制粒和搅拌制粒等都属于湿法制粒。在挤压制粒过程中，软材的软硬应适当，使之"手握成团，轻压即散"，并握后掌上不沾粉为度。黏合剂用量多时软材被挤压成条状，并重新黏合在一起；黏合剂用量少时不能制成完整的颗粒而成粉状。因此，在制软材的过程中选择适宜的黏合剂及适宜的用量非常重要。

湿颗粒制成后，应及时干燥，否则久置易结块变形。常用方法有加热法（烘箱）、真空干燥及沸腾干燥等。用烘箱干燥时，温度应逐渐上升，一般控制在60~80℃。

为了使颗粒剂达到矫味、矫臭、稳定、长效或肠溶的目的，可对其进行包衣，一般常用薄膜包衣。芳香剂可溶于有机溶剂中，均匀喷入干颗粒中并密闭一定时间，以避免挥发损失。

三、实验原理

颗粒剂的一般工艺流程：原辅料的预处理→制软材→制湿粒→干燥→整粒→分剂量→质量检查→包装。

四、实验仪器与材料

1. **实验仪器**　电子天平、乳钵、药筛（一套）、烘箱、称量纸、药勺、喷壶、毛刷、隔热手套等。

2. **实验材料**　碳酸氢钠、蔗糖粉、糊精、50%乙醇等。

五、实验内容

碳酸氢钠颗粒的制备

【处方】碳酸氢钠　　　　　　5g

　　　　蔗糖粉　　　　　　　15g

　　　　糊精　　　　　　　　30g

　　　　50%乙醇　　　　　　适量

【制备工艺】称取一定量的蔗糖置于干燥乳钵中，用力充分研细，过80目筛，得蔗糖粉备用；分别称取处方量的蔗糖粉、糊精置于乳钵中，充分研磨混匀，备用；称取碳酸氢钠5g置于干燥乳钵中，充分研细，按照等量递加法加入蔗糖粉与糊精的混合物，与碳酸氢钠充分混匀。将浓度为50%的乙醇溶液装于喷壶内，少量多次均匀喷洒入上述混合粉末中，喷洒时分散面要大，边加乙醇边用手混合翻动，使乙醇能够被粉末充分吸收，最终制得"手握成团、轻压即散"的合格软材。将制好的软材挤压通过10目筛制得湿颗粒，将湿颗粒置于干燥盘中放入干燥箱，设定干燥温度为80℃，对湿颗粒进行干燥，在干燥过程中需对颗粒进行翻动防止粘连。干燥结束后用一号筛和五号筛对干颗粒进行整粒操作，即得。

【相关图片】见图7-1和图7-2。

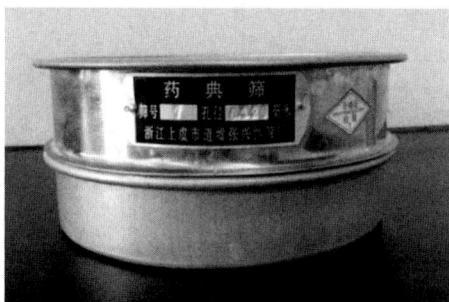

图7-1 药筛（筛盖、筛网、接收器）

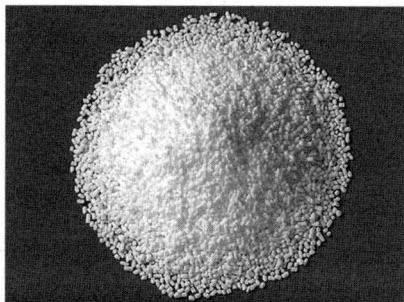

图7-2 碳酸氢钠颗粒

【用途】本品用于缓解胃酸过多引起的胃痛、胃灼热感、反酸等。

【操作要点】

1. 蔗糖粉需过80目筛。

2. 碳酸氢钠与蔗糖粉、糊精的用量相差较大，混合时需按等量递加法进行。

3. 乙醇的加入量应适当，以便制得的软材能达到"手握成团、轻压即散"的标准。

4. 碳酸氢钠颗粒需在80℃进行干燥。

5. 制软材时宜用手指进行捏合操作，且时间不宜过长，以避免软材出现结块现象。

六、产品质量检查及分析

1. **外观性状** 颗粒剂应干燥，颗粒均匀，色泽一致，无吸潮、软化、结块、潮解等现象。

2. **粒度** 除另有规定外，照粒度和粒度分布测定法（通则0982第二法双筛分法）测定，将待测颗粒置于一号筛中，保持水平状态过筛，左右往返，边筛动边拍打3分钟。取不能通过一号筛与能通过五号筛的颗粒及粉末，称定重量，总和不得超过15%。

3. **溶化性** 取颗粒剂10g，加热水200ml，搅拌5分钟，立即观察，颗粒应全部溶化或轻微浑浊，不得有焦屑等异物。

表7-1 产品质量检查结果

产品名称	外观性状	粒度	溶化性
碳酸氢钠颗粒			

七、常见问题及思考

1. 在颗粒剂的制备操作过程中，应注意哪些问题？

2. 若颗粒剂处方中含有挥发性成分，应如何处理？

3. 制备软材时应注意什么？

实验成绩＿＿＿＿＿＿＿

项目八　硬胶囊剂的制备

日期＿＿＿＿＿＿　　　团队组员＿＿＿＿＿＿＿＿＿＿＿＿＿＿＿＿＿＿

一、学习目标

1. **知识目标**　熟悉胶囊剂的特点与分类；熟悉明胶空心胶囊的组成与规格；掌握硬胶囊剂的制备工艺流程及手工填充硬胶囊剂的方法；掌握硬胶囊剂的装量差异检查方法。

2. **技能目标**　能根据硬胶囊剂的手工填充方法制备出合格的硬胶囊；能进行硬胶囊剂的装量差异检查。

3. **素质目标**　有严肃认真的操作态度；爱护实验仪器设备，轻拿轻放；称取药品尽量准确无误；确保每个台面和角落的整洁卫生；尊重实验客观事实，实验报告的书写使用原始数据，字迹工整。

二、相关背景知识

胶囊剂系指原料药物或与适宜辅料充填于空心胶囊或密封于软质囊材中制成的固体制剂，主要供口服用，也可用于其他部位，如直肠、阴道、植入等。构成上述硬质空心胶囊或软质胶囊壳的材料称为囊材，其填充内容物称为囊心物。

胶囊剂通常分为硬胶囊、软胶囊（胶丸）、肠溶胶囊、缓释胶囊和控释胶囊。根据囊壳的差别，通常又可将胶囊剂分为硬胶囊和软胶囊两大类。

硬胶囊系指采用适宜的制剂技术，将药物或加适宜辅料制成粉末、颗粒、小片、小丸、半固体或液体等，充填于空心胶囊中的胶囊剂。

软胶囊系指将一定量的液体原料药物直接包封，或将固体原料药物溶解或分散在适宜的辅料中制备成溶液、混悬液、乳状液或半固体，密封于软质囊材中的胶囊剂。

三、实验原理

硬胶囊剂的一般制备工艺流程：空胶囊壳与内容物准备→胶囊的填充→质量

检查→包装及贴标签。

（一）空胶囊壳与内容物准备

空胶囊壳分上下两节，分别称为囊帽与囊体。空胶囊壳根据有无颜色，分为无色透明、有色透明与不透明三种类型；根据锁扣类型，分为普通型与锁口型两类；根据大小，分为000、00、0、1、2、3、4、5号八种规格，其中000号最大，5号最小。

内容物可根据药物性质和临床需要制备成不同形式的内容物，主要有粉末、颗粒、小片、小丸等。

（二）胶囊的填充

胶囊的填充方法有手工填充和机械填充。其填充环境应保持温度18~26℃，相对湿度45%~65%。小量试制可用胶囊充填板或手工填充药物，填充好的胶囊用洁净的纱布包起，轻轻搓滚，使胶囊光亮。大量生产可用全自动胶囊填充机填充药物，填充好的胶囊使用胶囊抛光机清除吸附在胶囊外壁上的细粉，使胶囊光洁。

（三）质量检查

填充好的胶囊进行含量测定、崩解时限、装量差异、水分、微生物限度等项目的检查。

胶囊剂的装量差异检查方法：取供试品20粒（中药取10粒），分别精密称定重量后，倾出内容物（不能损失囊壳），硬胶囊壳用小刷或其他适宜的用具（如棉签等）拭净，再分别精密称定囊壳重量，求得每粒内容物装量与平均装量。每粒装量与平均装量相比较，超出装量差异限度的胶囊不得多于2粒，并不得有1粒超出装量差异限度的1倍（表8-1）。

表8-1　胶囊剂装量差异限度

平均装量或标示装量	装量差异限度
0.30g以下	±10%
0.30g及0.30g以上	±7.5%（中药±10%）

（四）包装及贴标签

质量检查合格后，定量分装于适宜的洁净容器中，加贴符合要求的标签。

四、实验仪器与材料

1. **实验仪器**　千分之一电子天平、药匙、胶囊填充板、白纸或洁净的玻璃板、洁净纱布、镊子、毛刷、烧杯等。

2. **实验材料**　空胶囊壳、药物粉末等。

五、实验内容

（一）硬胶囊剂的填充

1. 手工操作法

【制备工艺】

（1）将药物粉末置于白纸或洁净的玻璃板上，用药匙铺平并压紧。

（2）药物粉末厚度约为胶囊体高度的1/4或1/3，手持胶囊体，口垂直向下插入药物粉末，使药粉压入胶囊内，同法操作数次，至胶囊被填满，使其达到规定的重量后，套上胶囊帽。

【操作要点】

（1）填充过程中所施压力应均匀，还应随时称重，以使每粒胶囊的装量准确。

（2）为使填充好的胶囊剂外形美观、光亮，可用喷有少许液状石蜡的洁净纱布轻轻滚搓，擦去胶囊剂外面黏附的药粉。

2. 板装法

【制备工艺】

（1）将晃板放在帽板上，放入适量胶囊帽，晃动使胶囊帽口部向上掉落胶囊板孔中，倒出多余胶囊帽，取下晃板，把导向板孔径大的一面盖在帽板上。

（2）把晃板放在体板上，放入适量胶囊体并晃动使胶囊口部向上掉落胶囊板中，倒出多余的胶囊体，取下晃板。

（3）在体板上倒入药粉用刮板来回刮动。

（4）将重叠的帽板中间板翻转盖在体板上，双手用力下压使胶囊锁合。

（5）取出帽板、中间板，填充好的胶囊都在中间板上，轻轻拍打中间板，使胶囊掉出。

【相关图片】见图8-1。

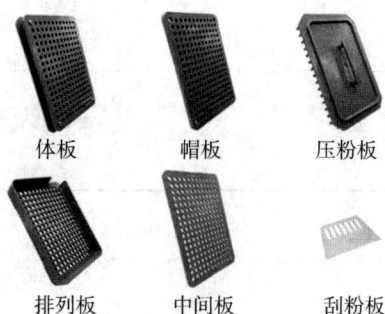

体板　　　帽板　　　压粉板

排列板　　中间板　　刮粉板

图8-1　胶囊填充板

（二）硬胶囊的装量差异检查

【操作步骤】

（1）先将20粒胶囊分别精密称定重量。

（2）再将内容物完全倾出，再分别精密称定每粒空胶囊壳重量。

（3）求出每粒内容物的装量与平均装量。

（4）将每粒装量与平均装量进行比较，超出装量差异限度的胶囊不得多于2粒；并不得有1粒超出装量差异限度的1倍，则装量差异检查合格。

【操作要点】

（1）倾出内容物时必须倒干净，并用小刷或其他适宜的用具拭净，以减小误差。

（2）使用千分之一电子天平前需对天平进行校正调水平。

六、产品质量检查及分析

表8-2　硬胶囊的装量差异检查结果

	1	2	3	4	5	6	7	8	9	10
胶囊重量/g										
囊壳重量/g										
内容物装量/g										
	11	12	13	14	15	16	17	18	19	20
胶囊重量/g										
囊壳重量/g										
内容物装量/g										
平均装量/g										
装量差异限度										
装量范围										
结论（合格/不合格）										

七、常见问题及思考

1．哪些药物不适于制成胶囊剂？

2．填充硬胶囊剂时应注意哪些问题？

3．如何判断硬胶囊的装量差异检查结果是否合格？

实验成绩_____

项目九　片剂的质量检查

日期_____　　　团队组员_____

一、学习目标

1. **知识目标**　熟悉片剂的特点与分类；掌握片剂的质量要求和常规质量检查方法；掌握崩解时限仪、脆碎度检查仪的正确使用方法。

2. **技能目标**　会进行片剂的常规质量检查；会正确使用崩解时限仪、脆碎度检查仪；会对片剂的质量检查结果进行分析与判断。

3. **素质目标**　有严肃认真的操作态度；爱护实验仪器设备，轻拿轻放；称取药品尽量准确无误，不浪费药品、试剂；确保每个台面和角落的整洁卫生；尊重实验客观事实，实验报告的书写使用原始数据，字迹工整。

二、相关背景知识

片剂是原料药物或与适宜的辅料制成的圆形或异形的片状固体制剂。片剂是最常用的剂型之一。《中国药典》2020年版一部收载的制剂中，片剂有300余种；二部收载的制剂中，片剂有600余种。

片剂以口服普通片为主，另有含片、舌下片、口腔贴片、咀嚼片、分散片、可溶片、泡腾片、阴道泡腾片、缓释片、控释片、肠溶片与口崩片等。

片剂外观应完整光洁，色泽均匀，有适宜的硬度和耐磨性，以免包装、运输过程中发生磨损或破碎。除另有规定外，非包衣片应符合片剂脆碎度检查法的要求。

三、实验原理

片剂的质量检查项目包括以下几项。

1. **外观性状**　片剂表面应色泽均匀、光洁，无杂斑，无异物，并在规定的有效期内保持不变。

2. **重量差异**　取供试品20片，精密称定总重量，求得平均片重后，再分别精密称定每片的重量，每片的重量与平均片重相比较，超出重量差异限度的药片不得多于

2片，并不得有1片超出限度1倍（表9-1）。

表9-1 片剂重量差异限度

平均片重或标示片重	重量差异限度
0.30g以下	±7.5%
0.30g及0.30g以上	±5%

3. **崩解时限** 系指内服固体制剂在规定的条件下、在规定的介质中崩解或溶散成碎粒，除不溶性包衣材料或破碎的胶囊壳外，全部通过直径为2.0mm筛网的时间。除《中国药典》2020年版规定进行"溶出度或释放度"检查的片剂以及某些特殊的片剂（如缓控释片剂、口含片、咀嚼片等）以外，一般的口服片剂需做崩解度检查，其具体要求见表9-2。

表9-2 《中国药典》2020年版规定的片剂崩解时限

片 剂	普通片	浸膏片	糖衣片	薄膜包衣片	肠溶包衣片
崩解时限/min	15	60	60	60	人工胃液中2小时不得有裂缝、崩解或软化等，人工肠液中60分钟全部溶解或崩解并通过筛网

4. **硬度及脆碎度** 片剂应具有适宜的硬度和脆碎度，以免在包装、运输等过程中破碎或磨损。脆碎度是指片剂经过振荡、碰撞而引起的破碎程度，在一定程度上能反映片剂的硬度。

脆碎度检查方法：片重为0.65g或以下者取若干片，使其总重约为6.5g，片重大于0.65g者取10片，用吹风机吹去脱落的粉末，精密称重，置圆筒中，转动100次，取出，同法除去粉末，精密称重，减失重量不得超过1%，且不得检出断裂、龟裂及粉碎的片；如减失重量超过1%，可复检2次，3次的平均减失重量不得超过1%，并不得检出断裂、龟裂及粉碎的片。

硬度检查方法：打开硬度仪盖子，将片剂立面放于测试台两横杆之间，启动测试，柱杆推动药片，药片受损后停止运动，读取显示屏上读数并记录。取样3片依次进行检测。

四、实验仪器与材料

1. **实验仪器** 千分之一电子天平、智能崩解仪、脆碎度检测仪、硬度仪、电吹风、白瓷盘、称量纸、牛角勺、镊子、纱布、毛刷等。

2. **实验材料** 维生素C片（普通片）、消炎利胆片（糖衣片）、测试液等。

五、实验内容

片剂常规质量检查还包括以下几个项目。

（一）外观性状

【操作步骤】观察并描述成品性状。

（二）重量差异

【操作步骤】

1. 取药片20片精密称定总重量，求得平均片重 $\overline{W}$。

2. 分别精密称定各片的重量。

3. 以每片片重与平均片重比较，超出重量差异限度的药片不得多于2片，并不得有1片超出限度1倍。

（三）崩解时限

【操作步骤】

1. 崩解时限仪水箱中加水，1000ml烧杯中加入规定的测试液，保持水箱内水位高于水位线。

2. 接通电源，置开关于ON位置，所有显示屏亮；打开加热开关，开始加热。

3. 调节吊篮位置使吊篮下降时筛网与烧杯底部相距25mm，调节水位高度使吊篮上升时筛网在水面下15mm处，待水温达到要求时即可测试。

4. 设定停机时间，按选择键选择设定"时"或"分"，按"∧""∨"键增减。取维生素C片或消炎利胆片6片，分别投入吊篮的6个玻璃管中（每管一片），完成后按启动键，按药典要求进行崩解实验，并记录崩解时间。

5. 吊篮工作完毕停机时蜂鸣器报警，按"∧""∨"可停止蜂鸣。

6. 如有1片不能完全崩解，应另取6片复试，复试应按规定加上挡板。

【相关图片】见图9-1。

（四）脆碎度检查

【操作步骤】

1. 片重为0.65g或以下者取若干片，使其总重约为6.5g，片重大于0.65g者取10片；用吹风机吹去脱落的粉末，精密称重 W_1。

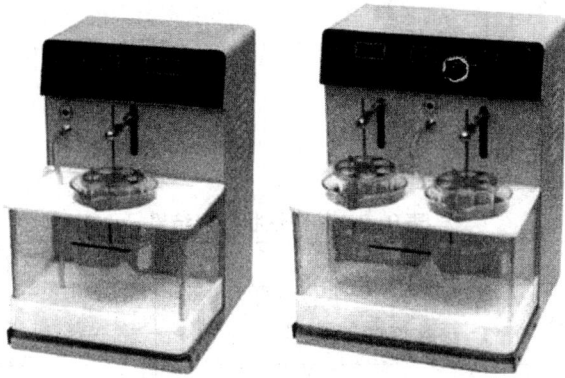

图9-1　智能崩解仪

2. 接通脆碎度仪电源，打开电源开关；打开左右轮鼓端盖（握住端盖金属手柄，向内轻按并顺时针旋转，即可打开端盖）。

3. 将药片放入轮鼓，装上轮鼓端盖（握住金属手柄，将手柄轴向轴孔内按入，逆时针旋转，关闭端盖）。

4. 按动"复零启动"按键，仪器开始工作，并自动计数，待轮鼓转动100转时，自动停机报警。

5. 打开端盖，取出药片；用吹风机吹去脱落的粉末，精密称重W_2。

6. 检查测试结果：减失重量不得超过1%，且不得检出断裂、龟裂及粉碎的片；如减失重量超过1%，可复检2次，3次的平均减失重量不得超过1%，并不得检出断裂、龟裂及粉碎的片。

【相关图片】见图9-2。

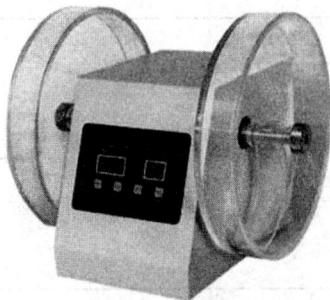

图9-2　脆碎度检测仪

六、产品质量检查及分析

（一）外观性状

表9-3　外观性状检查结果

产品名称	外观性状	结论（合格/不合格）
维生素C片		
消炎利胆片		

（二）重量差异

表9-4　片剂重量差异检查结果

编号	1	2	3	4	5	6	7	8	9	10
片重/g										
编号	11	12	13	14	15	16	17	18	19	20
片重/g										
平均片重$\overline{W}$/g										
重量差异限度										
片重范围										
结论（合格/不合格）										

（三）崩解时限

表9-5　崩解时限检查结果

实验结果/min	结论（合格/不合格）

（四）脆碎度

表9-6　脆碎度检查结果

W_1/g	W_2/g	脆碎度	结论（合格/不合格）

（五）硬度

表9-7 硬度检查结果

样品1/N	样品2/N	样品3/N	平均值

七、常见问题及思考

1. 测定片剂的崩解时限、脆碎度各有何意义？

2. 如何正确使用智能崩解仪？

3. 包衣片应该在何时检查重量差异？

实验成绩_____

项目十　软膏剂的制备

日期＿＿＿＿＿＿　　团队组员＿＿＿＿＿＿＿＿＿＿＿＿＿＿＿＿＿＿＿＿＿

一、学习目标

1. **知识目标**　掌握软膏剂的特点与分类；掌握不同类型基质软膏的制备方法；熟悉软膏剂的基质选择和药物加入的方法；了解软膏剂的质量评价方法。

2. **技能目标**　会进行软膏剂的制备操作，并能生产出合格的软膏剂；能够对制备出来的软膏进行质量评价；能规范清场。

3. **素质目标**　有严肃认真的操作态度；爱护实验仪器设备，轻拿轻放；称取药品尽量准确无误，不浪费药品、试剂；确保每个台面和角落的整洁卫生；尊重实验客观事实，实验报告的书写使用原始数据，字迹工整。

二、相关背景知识

软膏剂系指药物与适宜基质均匀混合制成的具有一定稠度的半固体外用制剂。软膏剂对皮肤、黏膜及创面主要起保护、润滑和局部治疗作用，如防腐、杀菌、收敛、消炎等。软膏剂中的某些药物透皮吸收后，能产生全身治疗作用。

软膏剂根据不同的基质，可分为油脂性软膏剂、水溶性软膏剂和乳剂型软膏剂。乳剂型基质制成的软膏剂又称为乳膏剂，可分为水包油型与油包水型。糊剂是含大量药物粉末（一般含量在25%~70%）的软膏剂。

软膏剂由药物和基质两部分组成，基质起着重要作用，不仅是软膏剂的赋形剂，还是药物的载体，直接影响软膏剂的质量以及药物的释放与吸收，是制备优良的软膏剂的关键。常用的软膏剂的基质有油脂性基质、水溶性基质和乳剂型基质。

软膏剂的制备方法主要有研和法、熔和法和乳化法。应根据软膏剂基质的类型、药物的性质、制备量和设备条件选择适宜的方法。当软膏基质稠度适中，在常温下通过研磨即能与药物均匀混合，可用研和法。当软膏基质在常温下不能均匀混合，或主药可溶于基质，或药材须用基质加热浸取其有效成分多采用熔和法。乳膏剂宜采用乳化法制备，大量生产时，使用乳匀机或胶体磨可使产品更细腻均匀。

软膏剂中药物加入的方法应根据药物和基质的性质选用。其中不溶性药物应粉碎成细粉（过九号筛）后缓缓加入基质中混匀，或将药物细粉在不断搅拌下加到熔融的基质中继续搅拌至冷凝；可溶于基质的药物，应溶解在基质或基质组分中；水溶性药物应先用少量水溶解后以羊毛脂吸收，再与其余基质混合；药物的水溶液亦可直接加入水溶性基质中混匀。

三、实验原理

1．研和法 研和法是指在常温下通过研磨和搅拌使药物和基质均匀混合的方法。此法适用于对热不稳定、不溶于基质的药物。制备时，在常温下将药物与适量基质研磨、混匀，然后按等量递加法加入余下基质混匀，至涂于手背无颗粒感为止。

2．熔和法 熔和法是指基质在加热熔化的状态下将药物加入混合均匀的方法。此法适用于常温不能与药物混匀的基质和熔点较高的基质。制备时，先将熔点较高的基质熔化，然后按熔点高低依次加入其余基质熔化，最后加入液体成分和药物，以免低熔点物质受热分解。

3．乳化法 乳化法是专门用于制备乳剂型基质软膏剂的方法。将处方中油脂性和油溶性组分一并加热熔化，作为油相，保持油相温度在80℃左右；另将水溶性组分溶于水，并加热至与油相相同温度，或略高于油相温度，油、水两相混合，不断搅拌，直至乳化完成并冷凝。

四、实验仪器与材料

1．实验仪器 电子天平、恒温水浴锅、烧杯、量筒、玻璃棒、称量纸、药勺、滴管、烧杯夹等。

2．实验材料 硬脂酸、单硬脂酸甘油酯、凡士林、聚山梨酯80、甘油、山梨酸、氧化锌、淀粉、纯化水等。

五、实验内容

（一）O/W型乳剂型基质的制备

【**处方**】硬脂酸   4.0g

      单硬脂酸甘油酯   2.0g

凡士林	2.5g
聚山梨酯80	1.0g
甘油	2.0g
山梨酸	0.25g
纯化水	适量
共制	25g

【制备工艺】分别称取硬脂酸4.0g、凡士林2.5g、单硬脂酸甘油酯2.0g置烧杯中水浴加热至80℃，熔化为油相；另取甘油2.0g、聚山梨酯80 1.0g、山梨酸0.25g、纯化水适量水浴加热至80℃，溶解为水相。然后将水相缓缓加入到已热至同温度的油相中，边加边向一个方向搅拌，在室温下搅拌至乳化凝结，即得。

【相关图片】见图10-1。

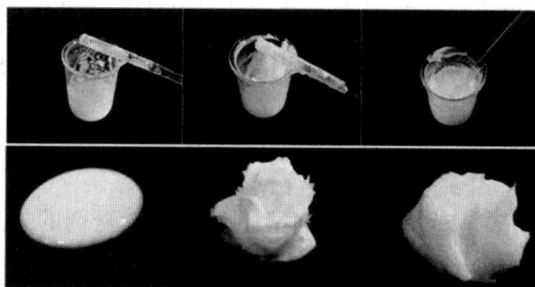

图10-1 O/W型乳剂型基质形态比较图

【操作要点】

1. 油脂性基质水浴加热时应熔化完全。

2. 油相和水相应分别水浴加热并保持温度70~80℃，然后将水相缓缓加入油相中，边加边搅拌。

3. 乳化时应朝一个方向搅拌，应控制好搅拌力度和时间。

（二）复方锌糊的制备

【处方】
氧化锌	5g
淀粉	5g
凡士林	10g

【制备工艺】称取凡士林10g置烧杯中水浴加热至熔化，加入氧化锌5g，用玻璃棒充分搅拌均匀，停止加热，待温度冷却至50℃以下时加入淀粉5g，搅拌至完全冷凝，

得到极细腻且均匀的软膏。

【用途】本品用于急性、亚急性、慢性皮炎或湿疹。

【操作要点】

1. 凡士林加热时应熔化完全。

2. 复方锌糊应搅拌至均匀细腻、无肉眼可见的颗粒。

六、产品质量检查及分析

表10-1　产品质量检查结果

产品名称	外观性状	重量	涂布性

七、常见问题及思考

1. 软膏剂制备过程中药物的加入方法有哪些？

2. 制备乳剂型软膏基质时应注意什么？为什么要加温至70~80℃？

3. 软膏剂一般应在什么条件下贮存？

实验成绩_____

项目十一　栓剂的制备

日期_____　　　团队组员_____

一、学习目标

1. **知识目标**　掌握栓剂的特点、分类；熟悉栓剂的常用基质；掌握栓剂的制备方法及其注意事项；熟悉栓剂的质量检查方法。

2. **技能目标**　会进行栓剂的制备操作，并能生产出合格的栓剂；会根据药物的性质选择合适的基质与润滑剂；能够对生产出来的栓剂进行质量评价；能规范清场。

3. **素质目标**　有严肃认真的操作态度；爱护实验仪器设备，轻拿轻放；称取药品尽量准确无误，不浪费药品、试剂；确保每个台面和角落的整洁卫生；尊重实验客观事实，实验报告的书写使用原始数据，字迹工整。

二、相关背景知识

栓剂系指原料药物与适宜基质制成的有一定形状供人体腔道给药的固体制剂。栓剂在常温下为固体，放入腔道后，在体温下能融化、软化或溶化，并与分泌液混合，逐渐释放出药物，产生局部或全身作用。栓剂因施用腔道的不同，分为直肠栓、阴道栓和尿道栓。

栓剂基质主要分油脂性基质和水溶性及亲水性基质两大类，除此外还需添加适当添加剂。油脂性基质有可可豆油、半合成脂肪酸酯、香果脂等；水溶性及亲水性基质有甘油明胶、聚乙二醇类、聚氧乙烯（40）硬脂酸酯等。常用的附加剂有硬度调节剂、抗氧剂、防腐剂、增稠剂等。

栓剂的制法有三种，即热熔法（即模制成形法）、冷压法（即挤压成形法）和搓捏法，可按基质的不同选择。脂肪性基质可采用三种方法中的任何一种，而水溶性基质多采用热熔法。

三、实验原理

（一）热熔法

此法应用广泛，将计算量的基质经水浴或蒸汽浴加热熔化，温度不能过高，然后按药物性质以不同方法加入，混合均匀，倾入涂有润滑剂的栓模中至稍有溢出模口为度，冷却，待完全凝固后，削去溢出部分，开启模具，将栓剂脱模，包装即得。

（二）冷压法

冷压法主要用于脂肪性基质制备栓剂，先将基质磨碎或锉末，再与主药混合均匀装入压栓机中，在配有栓剂模型的圆筒内，通过水压机或手动螺旋活塞挤压成一定形状的栓剂。冷压法避免了加热对主药或基质稳定性的影响，不溶性药物也不会在基质中沉降，但生产效率不高，成品往往夹带空气对基质或主药起氧化作用。

栓剂中药物和基质可按下法混合：油溶性药物可直接混入基质使之溶解；水溶性药物可加入少量的水制成浓溶液，用适量羊毛脂吸收后再与基质混合均匀；不溶于油脂、水或甘油的药物可先制成细粉，再与基质混合均匀。

制备栓剂时，其栓孔内所用的润滑剂通常有：脂肪性基质的栓剂常采用软肥皂、甘油各一份与95%乙醇五份混合所得；水溶性或亲水性基质的栓剂则采用油性液体润滑剂，如液状石蜡、植物油等。有的基质如可可豆脂或聚乙二醇类不沾模，可不用润滑剂。

四、实验仪器与材料

1. **实验仪器**　栓模（阴道栓模、肛门栓模）、蒸发皿、水浴锅、融变时限测定仪、电子天平、千分之一电子天平、刀片、玻璃棒、称量纸、药勺、滴管、脱脂棉、镊子等。

2. **实验材料**　甘油、硬脂酸，碳酸钠、纯化水等。

五、实验内容

甘油栓的制备

【处方】甘油	16.0g
碳酸钠	0.4g

硬脂酸	1.6g
纯化水	2.0g
制成肛门栓	10枚

【制备工艺】称取处方量的碳酸钠与蒸馏水共置蒸发皿中，用玻璃棒充分搅拌，加入甘油混匀，然后将蒸发皿置水浴锅上加热10分钟以上，水浴温度保持在90~100℃。待碳酸钠完全溶解后，边加热边缓缓加入硬脂酸细粉，硬脂酸细粉应少量多次加入并边加边搅拌，至药液中产生的泡沫消失，溶液澄清。使用镊子夹起脱脂棉蘸取少量液状石蜡，均匀涂抹在栓模内壁，装好栓模，将制好的甘油栓溶液趁热迅速注入栓模中，防止产生气泡。放冷成型，削去栓模口溢出部分，脱模即得。

【相关图片】见图11-1和图11-2。

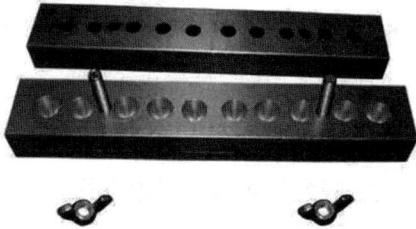

图11-1　肛门栓模

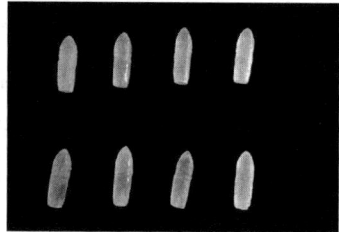

图11-2　甘油栓

【用途】甘油栓为缓下药，有缓和的通便作用。用于治疗便秘。

【操作要点】

1. 制备甘油栓时，硬脂酸细粉应少量分次加入，与碳酸钠充分反应，直至泡沫停止、溶液澄明、皂化反应完全，才能停止加热。皂化反应产生的二氧化碳必须除尽，否则所制得的栓剂内含有气泡。

2. 注模前应将栓模预热（80℃左右），使冷却缓慢进行，如冷却过快，成品的硬度、弹性、透明度均受影响。

3. 注模时如混合物温度太高会使稠度变小，所制栓剂易发生顶端凹陷现象，故应在适当的温度下于混合物稠度较大时注模，并注至模口稍有溢出为度，且一次注完。

六、产品质量检查及分析

1. **外观性状**　本品应为无色或几近无色的透明或半透明栓剂，外观应完整光洁无气泡。

2. **重量差异**　栓剂的重量差异限度可按下法测定：取供试品10粒，精密称定总重量，求得平均粒重后，再分别精密称定每粒的重量。每粒重量与平均粒重相比较

（有标示粒重的中药栓剂，每粒重量应与标示粒重比较），按表11-1中的规定，超出重量差异限度的不得多于1粒，并不得超出限度1倍。

表11-1　栓剂重量差异限度

平均粒重或标示粒重	重量差异限度
1.0g及1.0g以下	±10%
1.0g以上至3.0g	±7.5%
3.0g以上	±5%

3. 融变时限　取供试品3粒，在室温放置1小时后，分别放在3个金属架的下层圆板上，装入各自的套筒内，并用挂钩固定。除另有规定外，将上述装置分别垂直浸入盛有不少于4L的37.0℃±0.5℃水的容器中，其上端位置应在水面下90mm处。容器中装一转动器，每隔10分钟在溶液中翻转该装置一次。

除另有规定外，脂肪性基质的栓剂3粒均应在30分钟内全部融化、软化或触压时无硬心；水溶性基质的栓剂3粒均应在60分钟内全部溶解。如有1粒不符合规定，应另取3粒复试，均应符合规定。

检查结果记录如表11-2和表11-3。

表11-2　栓剂质量检查结果

产品名称	外观性状	平均重量	融变时限（min）
甘油栓			

表11-3　栓剂重量差异检查结果

	1	2	3	4	5	6	7	8	9	10
粒重/g										
平均粒重$\overline{W}$/g										
重量差异限度										
粒重范围										
结论（合格/不合格）										

七、常见问题及思考

1. 甘油栓的制备原理是什么？操作时有哪些注意点？

2. 甘油栓处方中硬脂酸、碳酸钠起什么作用？

3. 一般产生脱模困难的原因是什么？

实验成绩_____

项目十二 膜剂的制备

日期_____   团队组员_____

一、学习目标

1. **知识目标** 熟悉膜剂的分类与特点；熟悉膜剂的处方组成，了解常用的成膜材料；熟悉膜剂的制备方法；掌握以聚乙烯醇（PVA）为成膜材料制备膜剂的方法；了解膜剂的质量检查方法。

2. **技能目标** 能够对膜剂的处方进行处方分析；能够使用匀浆制膜法制备出合格的膜剂；能规范清场。

3. **素质目标** 有严肃认真的操作态度；爱护实验仪器设备，轻拿轻放；称取药品尽量准确无误，不浪费药品、试剂；确保每个台面和角落的整洁卫生；尊重实验客观事实，实验报告的书写使用原始数据，字迹工整。

二、相关背景知识

膜剂是指原料药物与适宜的成膜材料经加工制成的膜状制剂，供口服或黏膜用。膜剂按给药途径可分为口服、口腔用（包括口含、舌下给药及口腔内局部贴敷）、眼用、鼻用、阴道用、皮肤及创伤面用及植入膜剂等。

膜剂一般由主药、成膜材料和附加剂三部分组成，成膜材料及附加剂应无毒、无刺激性、性质稳定、与原料药物兼容性良好。原料药物如为可溶性的，应与成膜材料制成具有一定黏度的溶液；如为不溶性原料药物，应粉碎成极细粉，并与成膜材料等混合均匀。

附加剂主要有增塑剂、避光剂和着色剂，必要时还可加入填充剂、脱膜剂及表面活性剂等，口含膜剂还可加适量矫味剂如蔗糖、甜叶菊等。膜剂的成型主要取决于成膜材料。最常用的成膜材料为聚乙烯醇（PVA），该材料为白色或淡黄色粉末或颗粒，国内应用较多的为PVA05-88和17-88两种规格，平均聚合度为500和1700，后者聚合度大则分子量大，因而水中溶解度较小而黏度较大。该两种规格的醇解度均为88%，此时水溶性最好，在温水中能很快溶解，4%水溶液pH约为6。

三、实验原理

膜剂的制备方法有多种，工业生产可使用涂膜机，采用流涎法来制备。实验室小量制备可采用刮板法，即选用大小适宜、表面平整的玻璃板，洗净，擦干撒上少许滑石粉或涂上少许液状石蜡，用清洁纱布擦去。然后将浆液倒上，用有一定间距的刮刀或玻璃棒将其刮平后，置一定温度的烘箱中干燥，根据剂量切割，即得。

膜剂的一般制备工艺流程：成膜材料→浆液→混合（加入药物、附加剂）→去泡→涂膜→干燥→脱模→分剂量剪切→质检→包装。

四、实验仪器与材料

1. **实验仪器** 电子天平、称量纸、药勺、滴管、量筒、烧杯（200ml、50ml各一个）、恒温水浴锅、玻璃板（5cm×20cm）、玻璃棒、药筛等。

2. **实验材料** 养阴生肌散、聚乙烯醇、甘油、聚山梨酯80、蒸馏水、75%乙醇、液状石蜡、称量纸、纱布等。

五、实验内容

养阴生肌膜的制备

【处方】
养阴生肌散	1g
聚乙烯醇	5g
甘油	0.5g
聚山梨酯80	约3滴
蒸馏水	40ml

【制备工艺】称取聚乙烯醇5g置于200ml烧杯中，加入蒸馏水40ml待其充分溶胀后于90℃以上水浴加热溶解成胶液，趁热用四层纱布过滤，备用。称取养阴生肌散1g（过120目筛）置于50ml烧杯中，加入聚山梨酯80约3滴及甘油0.5g用玻璃棒充分搅拌均匀后，倒入聚乙烯醇胶液中搅拌均匀，再置于30~40℃的水浴上保温30分钟除气泡，必要时用药匙将表面泡沫除去。取玻璃板（5cm×20cm），洗净干燥，用75%乙醇消毒，并以液状石蜡涂擦。用滴管吸取已混匀的含药聚乙烯醇胶液，置于玻璃板上摊匀成厚度约为0.13mm的薄膜，水平于60℃烘干后，裁成1.5cm×1.5cm的小块，包装即得。

【相关图片】见图 12-1。

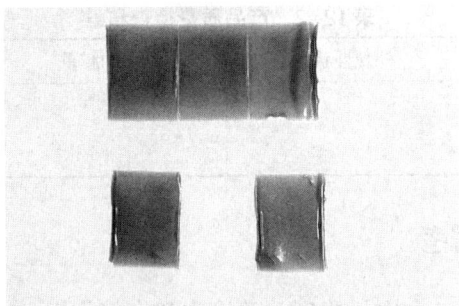

图 12-1　养阴生肌膜

【用途】本品可养阴生肌、消炎、清热解毒，用于治疗口腔溃疡、疱疹性口腔炎等。

【操作要点】

1. PVA浸泡时间要长，浸泡时间不低于30分钟，一定要使其充分膨胀，然后加热使溶解，并避免剧烈搅拌，以免产生大量气泡。

2. 玻璃板可洗后自然晾干，有利于药膜的脱膜。或洗净干燥后，涂擦液状石蜡，亦可以利于药膜的脱膜。

3. 将药物加入成膜材料中时，搅拌应缓慢，以免产生气泡，并通过静置除去已产生的气泡。

4. 干燥后用刀片划痕分格，封装于塑料袋中。

5. 养阴生肌散应过120目药筛。

六、产品质量检查及分析

1. **外观检查**　膜剂外观应完整光洁，厚度一致，色泽均匀，无明显气泡。

2. **重量差异检查**　除另有规定外，取膜剂20片，精密称定总重量，计算平均膜重后，再分别精密称定每片膜的重量。每片膜的重量与平均膜重相比较，超出重量差异限度的膜片不得多于2片，并不得有1片超出限度的1倍（表12-1）。

表 12-1　膜剂重量差异限度

平均重量	重量差异限度
0.02g以下至0.02g	± 15%
0.02g以上至0.2g	± 10%
0.2g以上	± 7.5%

记录产品质量检查结果于表12-2。

表12-2 产品质量检查结果

产品名称	外观性状	平均膜重	重量差异

七、常见问题及思考

1. 处方中加入甘油、聚山梨酯80、蒸馏水各有何作用?

2. 膜剂制备时,如何防止产生气泡?

实验成绩_____

项目十三　喷雾剂的制备

日期＿＿＿＿＿＿＿＿　　　　团队组员＿＿＿＿＿＿＿＿＿＿＿＿＿＿＿＿＿＿＿＿＿

一、学习目标

1. **知识目标**　熟悉喷雾剂的定义、特点、结构组成；了解喷雾剂与气雾剂的异同。

2. **技能目标**　能制备非吸入型喷雾剂；会正确进行相关质量检查；能规范清场。

3. **素质目标**　工作服应穿戴整齐，不留长指甲，不染指甲，不披长发，不大声喧哗；爱护生产设备，不浪费药品、试剂，能保证操作环境的整洁；通过及时记录，让学生养成实事求是、认真分析的工作态度。

二、相关背景知识

喷雾剂系指原料药物或与适宜辅料填充于特制的装置中，使用时借助手动泵的压力、高压气体、超声振动或其他方法将内容物呈雾状物释出，用于肺部吸入或直接喷至腔道黏膜及皮肤等的制剂。由于喷雾剂喷射的雾滴粒径较大，一般以局部应用为主，其中以舌下、鼻腔黏膜和体表的喷雾给药比较多；喷雾剂也可通过肺部、鼻黏膜等给药方式起到全身治疗作用。

喷雾剂按内容物组成分为溶液型、乳状液型或混悬型。按用药途径可分为吸入喷雾剂、鼻用喷雾剂及用于皮肤、黏膜的非吸入喷雾剂。按给药定量与否，喷雾剂还可分为定量喷雾剂和非定量喷雾剂。定量吸入喷雾剂系指通过定量雾化器产生供吸入用气溶胶的溶液、混悬液或乳液。

三、实验原理

喷雾剂的一般制备工艺流程为：容器的处理与装配→药液的配制→分装→质量检查→包装→成品。

四、实验仪器与材料

1. **实验仪器** 电子天平、烧杯、玻璃棒、电炉、50ml规格雾化塑料喷瓶等。

2. **实验材料** 脂肪醇醚硫酸钠（AES）、十二烷基苯磺酸钠（LAS）、椰子油二乙醇胺（6501/CDEA）、甘油、苯甲酸钠、氯化钠、香精、盐基玫瑰红（盐基品红）等。

五、实验内容

外用喷雾剂的制备

【处方】

脂肪醇醚硫酸钠（AES）	7.4g
十二烷基苯磺酸钠（LAS）	9.6g
椰子油二乙醇胺（6501/CDEA）	2g
甘油	2ml
苯甲酸钠	0.5g
氯化钠	1.7g
香精	2滴
盐基玫瑰红（盐基品红）	2滴
纯化水	100ml

【制备工艺】按照处方要求分别称取脂肪醇醚硫酸钠（AES）7.4g、十二烷基苯磺酸钠（LAS）9.6g、苯甲酸钠0.5g于烧杯中，在称好原料的烧杯中加入纯化水50ml，在电炉上加热至60～70℃，搅拌使原料完全溶解。待烧杯适当降温后，分别加入椰子油二乙醇胺2g、甘油2ml，搅拌均匀，降至室温，加入余量纯化水，加入适量香精、盐基玫瑰红，搅拌均匀。搅拌下缓慢加入氯化钠，调节产品黏度。将配制好的洗液灌装至50ml规格雾化塑料喷瓶中。

【相关图片】见图13-1。

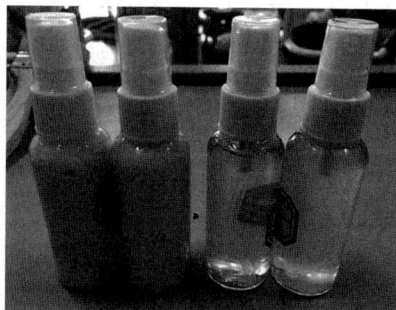

图13-1 外用喷雾剂（不合格品与合格品）

【用途】本品用于去除污垢，作洗涤剂。

六、产品质量检查及分析

外观性状：溶液型、乳状液型或混悬型喷雾剂应分别符合溶液剂、乳剂或混悬剂的外观性状要求。溶液型喷雾剂的药液应澄清；乳状液型喷雾剂的液滴在液体介质中应分散均匀；混悬型喷雾剂应将原料药物细粉和附加剂充分混匀、研细，制成稳定的混悬液（表13-1）。

表13-1　产品质量检查结果

产品名称	外观性状	洗涤效果
外用喷雾剂		

七、常见问题及思考

1. 分析产品制备过程中产生凝固现象的原因。

2. 分析喷雾剂与气雾剂的异同。

实验成绩_____

项目十四　微囊的制备

日期＿＿＿＿＿＿＿＿　　　团队组员＿＿＿＿＿＿＿＿＿＿＿＿＿＿＿＿＿＿＿＿＿＿

一、学习目标

1. **知识目标**　熟悉微囊的特点和结构组成；掌握用复凝聚法制备微囊的基本原理、工艺及其操作要点；熟悉微囊的质量要求及质量检查方法；了解微囊的成囊条件、影响因素及控制方法。

2. **技能目标**　能根据微囊制备工艺生产出合格的微囊；会通过显微镜观察微囊的形态并记录；能规范清场。

3. **素质目标**　工作服应穿戴整齐，不留长指甲，不染指甲，不披长发，不大声喧哗；爱护生产设备，不浪费药品、试剂，能保证操作环境的整洁；通过及时记录，让学生养成实事求是、认真分析的工作态度。

二、相关背景知识

微型胶囊（简称微囊）系指利用天然的或合成的高分子材料作为囊膜壁壳将固体或液体药物包裹而成的直径$1\sim250\mu m$的药库型的微小胶囊。根据临床需要，可将微囊制成散剂、胶囊剂、片剂、注射剂及软膏剂等。

药物制成微囊后，可增加药物的稳定性，掩盖药物的不良气味，改善某些口服药物的消化道反应，减少复方制剂的配伍变化，控制和延缓药物的释放，使药物浓集于靶区，提高疗效，降低毒副作用。

微囊的制备方法很多，可归纳为物理化学法、化学法及物理机械法等。其中以物理化学法中的单凝聚法和复凝聚法较为常用。

单凝聚法制备微囊的原理：以明胶为例，将药物分散在明胶材料溶液中，然后加入亲水的电解质（如Na_2SO_4）作为凝聚剂，由于明胶分子水合膜的水分子与凝聚剂结合，使明胶的溶解度降低，分子间形成氢键，最后从溶液中析出而凝聚形成凝聚囊。

然后根据囊材性质进行固化。

复凝聚法是指利用两种聚合物在不同pH时，相反电荷的高分子材料互相吸引后，溶解度降低，从而产生了相分离，这种凝聚方法称为复凝聚法。该法是经典的微囊化方法，适用于难溶性药物的微囊化。常在一起作复合囊材的带相反电荷的高分子材料组合有：明胶-阿拉伯胶（或CMC或CAP等多糖）、海藻酸盐-聚赖氨酸、海藻酸盐-壳聚糖、海藻酸-白蛋白、白蛋白-阿拉伯胶等，其中明胶-阿拉伯胶组合最常用。

以明胶与阿拉伯胶为例，说明复凝聚法的基本原理。明胶为两性蛋白质，当pH在等电点以上时明胶带负电荷，在等电点以下时带正电荷。阿拉伯胶在水溶液带负电荷。明胶与阿拉伯胶溶液混合后，调pH4.0~4.5，带正电荷的明胶与带负电荷的阿拉伯胶互相吸引交联形成正、负离子的络合物，溶解度降低而凝聚成囊。

三、实验原理

复凝聚法制备微囊的一般制备工艺流程见图14-1。

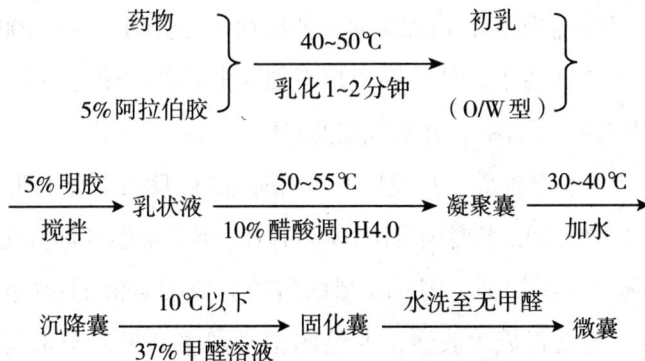

图14-1　复凝聚法的操作流程图

四、实验仪器与材料

1. **实验仪器**　电子天平、恒温水浴锅、电磁搅拌器、烧杯、玻璃棒、乳钵、冰浴、显微镜、棉花、载玻片、盖玻片、广泛pH试纸、温度计等。

2. **实验材料**　鱼肝油、甘油、猪皮明胶、阿拉伯胶、37%甲醛溶液、10%醋酸溶液、5%氢氧化钠溶液、蒸馏水等。

五、实验内容

鱼肝油微囊的制备

【处方】

鱼肝油	3.0g	甘油	1.3g
猪皮明胶	5.0g	阿拉伯胶	5.0g
10%醋酸溶液	适量	37%甲醛溶液	4.0ml
5%氢氧化钠溶液	适量	蒸馏水	适量

【制备工艺】

1. **制备明胶液** 取猪皮明胶3.0g，加甘油0.8克，加水60ml，在60℃水浴中溶解，并测定其pH。以同法取猪皮明胶2.0g，加水40ml，加甘油0.5g，于60℃水浴中溶解，制得两份5%的明胶备用溶液。

2. **鱼肝油乳剂的制备** 取阿拉伯胶3.5g，加水50ml，在60℃水浴中加热，搅拌溶解，趁热用棉花过滤，备用。

另取阿拉伯胶1.5g，在乳钵中研细，加鱼肝油3.0g、水2.4ml，快速研磨成初乳，然后分次加入上述阿拉伯胶液，边加边研，使成均匀的乳剂。另取1000ml烧杯，加蒸馏水300ml，加热至50℃左右，然后在搅拌下加入上述乳剂使之均匀，同时在显微镜下检查，记录检查结果（绘图），并测乳液的pH。

3. **混合** 取上述鱼肝油乳，在搅拌下加入前述3.0g明胶所配的明胶液，取此混合液在显微镜下观察（绘图），同时测定混合液的pH，混合液温度保持在50℃左右。

4. **调pH成囊** 在搅拌下，用10%醋酸溶液调节混合液的pH至4.0左右，同时在显微镜下观察，看是否成为胶囊，并绘图记录观察结果，与未调pH前比较有何不同。

5. **第二次加胶** 取2.0g明胶所配的明胶溶液，加入上述微囊液中，使之全部成囊（显微镜观察，必要时加酸调节）。

6. **固化** 在搅拌下，加入预热至40℃左右的230~250ml水，将微囊液自水浴中取出，不断搅拌，自然冷却，待温度降至32~35℃时，将微囊液置冰浴中，不断搅拌，急速降温至10℃以下（约5~6℃），加入37%甲醛液4ml，搅拌20分钟，用5%氢氧化钠液调pH7~8，搅拌1小时，同时在显微镜下观察，记录观察结果。

【相关图片】见图14-2。

【用途】鱼肝油微囊为维生素类药，用于防治夜盲症、骨软化症、佝偻病等。

【操作要点】

1. 复凝聚法制备微囊，用10%醋酸溶液调节pH是操作关键。因此，调节pH时一定要把溶液搅拌均匀，使整个溶液的pH为4.0左右。

2. 搅拌速度不应太快，应尽量减少泡沫的产生，必要时加几滴戊醇或辛醇消泡，可提高收率，交联固化前切勿停止搅拌，以免微囊粘连成团。

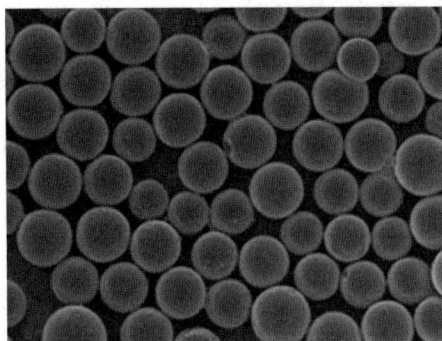

图14-2　微囊

3. 加40℃的蒸馏水230~250ml的目的是稀释微囊，以改善微囊形态，应搅拌至10℃以下才能加入甲醛，有利于改善交联固化效果。

4. 加入甲醛后，用氢氧化钠液调节pH至7~8时，可增强甲醛与明胶的交联作用，使凝胶的网状结构空隙缩小而使微囊固化。

六、产品质量检查及分析

1. 将制备过程所用材料与试液的量填入表14-1中。

2. 用显微镜观察微囊的形状、颜色，将结果填入表14-1中，并绘制光学显微镜下微囊的形态图表。

表14-1　微囊制备显微观察结果

材料		试液		显微观察结果	
名称	重量（g）	名称	体积（ml）	成囊前	成囊后
猪皮明胶		10%醋酸溶液		颜色：	颜色：
阿拉伯胶		纯化水			
鱼肝油		37%甲醛溶液		形状：	形状：
		5%氢氧化钠溶液			
湿微囊					

七、常见问题及思考

1. 从显微镜观察说明微型包囊过程中两次调节pH的原因，以及加水稀释、加甲醛及搅拌的目的。

2. 分析单凝聚法与复凝聚法的异同。

实验成绩_____

项目十五　流浸膏剂的制备

日期＿＿＿＿＿＿＿　团队组员＿＿＿＿＿＿＿＿＿＿＿＿＿＿＿＿＿＿＿

一、学习目标

1. **知识目标**　熟悉常用浸出制剂的分类、特点；掌握浸出的基本方法；掌握用渗漉法制备流浸膏剂的操作方法。

2. **技能目标**　学会渗漉的操作方法，并能生产出合格的流浸膏；能熟练掌握药物的浸渍、渗漉筒装筒、渗漉、浓缩等操作；能规范清场。

3. **素质目标**　工作服应穿戴整齐，不留长指甲，不染指甲，不披长发，不大声喧哗；爱护生产设备，不浪费药品、试剂，能保证操作环境的整洁；通过及时记录，让学生养成实事求是、认真分析的工作态度。

二、相关背景知识

浸出制剂系指采用适宜的溶剂和方法，从药材中浸出有效成分所制得的制剂。主要供内服，也可供制备其他制剂。

常用的浸出制剂有以下几种。①汤剂系指以中药饮片或粗颗粒为原料加水煎煮、去渣取汁制成的液体制剂。②酒剂又名药酒，系指药材用蒸馏酒浸取的澄清液体制剂。药酒为了矫味或着色可酌加适量的糖或蜂蜜。③酊剂系指药物用规定浓度的乙醇浸出或溶解制成的澄清液体制剂，亦可用流浸膏稀释制成，或用浸膏溶解制成。

流浸膏剂系指药材用适宜的溶剂浸出有效成分，蒸去部分溶剂，调整浓度至规定标准而制成的液体制剂。除另有规定外，流浸膏剂每1ml相当于原药材1g。制备流浸膏剂常用不同浓度的乙醇为溶剂，少数以水为溶剂。浸膏剂系指药材用适宜溶剂浸出有效成分，蒸去全部溶剂，调整浓度至规定标准所制成的膏状或粉状的固体制剂。除另有规定外，浸膏剂每1g相当于原药材2~5g。

三、实验原理

渗漉法是将药材装入渗漉筒内，在药粉上添加浸出溶剂使其渗过药粉，在流动过程中浸出有效成分的方法，所得浸出液称"渗漉液"。

具体操作方法为：进行渗漉前，先将药材粉末放在有盖容器内，再加入药材量60%~70%浸出溶剂均匀润湿后，密闭，放置15分钟至数小时，使药材充分膨胀；取适量脱脂棉，用浸出液润湿后，垫铺在渗漉筒底部，然后将已润湿膨胀的药粉分次装入渗漉筒中，每次投入后均匀压平。松紧程度视药材和浸出溶剂而定。装完后，用滤纸或纱布将上面覆盖，并放入一些玻璃珠或石块之类的重物，以防加溶剂时药粉浮起。操作时，先打开渗漉筒进口的活塞，从上部缓缓加入溶剂以排除筒内剩余空气，待溶液自筒口流出时，关闭活塞，并继续加溶剂至高出药粉数厘米，加盖放置浸渍24~48小时，使溶剂充分渗透扩散。当浸出溶剂渗过药粉时，由于重力作用而向下流动，上层流下的浸出溶剂或稀浸液置换下层溶剂位置，造成了药材内外的较大浓度梯度，使扩散加快和充分进行。

四、实验仪器与材料

1. **实验仪器**　电子天平、渗漉筒、量筒、量杯、漏斗、铁架台、蒸发皿、水浴锅、玻璃棒、电炉、滤纸、棉花、烧杯、小卵石等。

2. **实验材料**　甘草粗粉、氨溶液、蒸馏水、乙醇等。

五、实验内容

甘草流浸膏的制备

【处方】甘草粗粉　　　　50g

　　　　氨溶液　　　　　1ml（氨溶液浓度为《中国药典》规定的氨试液浓度）

　　　　蒸馏水　　　　　适量

　　　　乙醇　　　　　　12ml

　　　　共制成流浸膏　　50ml

【制备工艺】称取甘草粗粉50g，用氨溶液1ml与蒸馏水200ml的混合液作溶媒，量取混合溶媒50ml充分润湿甘草粗粉后，放置30分钟。在渗漉筒底部垫上一层脱脂棉，用混合溶媒润湿，将充分润湿后的甘草分次装入渗漉筒中，加入混合溶媒至高出药面2~5cm，浸泡24小时后渗漉（速度2~5ml/min）。收集渗漉液至无甜味为止，在电炉上煮沸5分钟放冷，静置待沉淀完全后滤过，滤液置水浴上浓缩至约35ml，放冷，加氨溶液适量，至发出显著的氨臭味为止，取出滤过，将余液加12ml乙醇与蒸馏水稀释，调整至50ml，静置48小时，滤过，即得。

【相关图片】见图15-1。

【用途】本品为缓和药，常与化痰止咳药配伍应用，能减轻对咽部黏膜的刺激。

【操作要点】

1. 根据药粉的性质选择适合的渗漉筒。

2. 粉碎：甘草粉末不宜太细否则易堵塞渗漉筒，一般选粗粉。

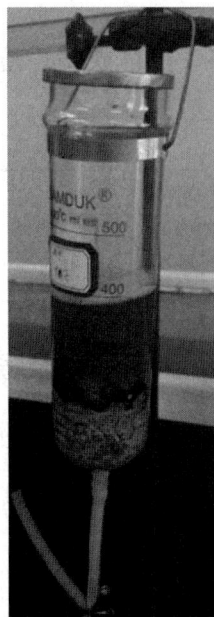

图15-1　甘草流浸膏的渗漉操作

3. 湿润：药粉置于渗漉筒中，选用溶媒润湿放置30分钟，使粉末充分膨胀，以免在渗漉筒内膨胀，造成药粉过紧膨胀上浮，影响渗漉操作正常进行。

4. 装筒：取适量脱脂棉，用相同溶媒润湿后轻轻垫在渗漉筒底部，再将已湿润膨胀的药粉分次投入渗漉筒内，每次均用木锤均匀压平，力求松紧一致，投完后，用滤纸将上面掩盖，并酌加适量清洁细石轻压在表面上。

5. 添加溶媒与排出空气：装筒后，打开渗漉筒下的活塞，自筒上加入浸出溶媒，则筒内药粉间存在的空气便从筒下部出口排出，待空气排尽，出口处开始有渗漉液流出时，关闭活塞，将渗漉液仍倒回渗漉筒，并继续添加溶媒，使液面高出药面2~5cm。

6. 渗漉前浸渍：应浸渍一定时间（24小时），使溶媒能充分浸出有效成分，尽可能使最初的渗漉液中含有较多的浸出成分。

7. 渗漉：浸渍适宜时间，即可进行渗漉，渗漉速度控制2~5ml/分钟，需随时自上面补充浸出溶媒，有效成分是否渗漉完全，可由漉液色、嗅味等辨别（本品渗漉液至无甜味止），一般一份药材用4~8份溶媒。

8. 漉液的收集与处理：制备流浸膏时，一般先收集最初流出的（药材量的85％）浓漉液保存，续漉液用低温浓缩至稠膏状与初漉液合并，然后取样测定其有效成分乙醇含量，并调节至规定标准，静置48小时，过滤即得。

六、产品质量检查及分析

表 15-1　产品质量检查结果

产品名称	外观性状	澄明度	产品容量
甘草流浸膏			

七、常见问题及思考

1. 在制备甘草流浸膏时，为何加入稀氨溶液作溶媒？

2. 收集到的渗漉液加热后，为何要冷却后静置一段时间再过滤而不趁热过滤？

实验成绩_____

项目十六 中药丸剂的制备

日期_____   团队组员_____

一、学习目标

1. **知识目标** 掌握中药丸剂的制备方法及质控要点；熟悉中药丸剂对药料和辅料的处理原则；了解中药丸剂的质量评价方法。

2. **技能目标** 会进行中药丸剂的制备操作，并能生产出合格的丸剂；能够对生产出来的丸剂进行质量评价；能规范清场。

3. **素质目标** 工作服应穿戴整齐，不留长指甲，不染指甲，不披长发，不大声喧哗；爱护生产设备，不浪费药品、试剂，能保证操作环境的整洁；通过及时记录，让学生养成实事求是、认真分析的工作态度。

二、相关背景知识

丸剂系指饮片细粉或提取物加适宜的黏合剂或其他辅料制成的球形或类球形制剂，分为蜜丸、水蜜丸、水丸、糊丸、蜡丸和浓缩丸等类型。

丸剂的制法有泛制法和塑制法。泛制法适用于水丸、水蜜丸、糊丸、浓缩丸的制备；塑制法适用于蜜丸、浓缩丸、糊丸、蜡丸等的制备。

除另有规定外，供制丸剂用的药粉应为细粉或最细粉。蜜丸所用蜂蜜须经炼制后使用，按炼蜜程度分为嫩蜜、中蜜和老蜜，制备蜜丸时可根据品种、气候等具体情况选用。除另有规定外，用塑制法制备蜜丸时，炼蜜应趁热加入药粉中，混合均匀；处方中有树脂类、胶类及含挥发性成分的药味时，炼蜜应在60℃左右加入；用泛制法制备水蜜丸时，炼蜜应用沸水稀释后使用。

丸剂外观应圆整均匀、色泽一致。蜜丸应细腻滋润，软硬适中。除另有规定外，丸剂应进行水分、重量差异、装量差异、溶散时限、微生物限度等相应检查。

三、实验原理

塑制法是药材细粉加适宜的黏合剂，混合均匀，制成软硬适宜、可塑性较大的丸块，再依次制丸条、分丸粒、搓圆而成丸粒的一种制丸方法，多用制丸机。用于蜜丸、糊丸、蜡丸、浓缩丸、水蜜丸的制备。

塑制法制丸的一般生产工艺流程：原辅料准备→制丸块→制丸条→分粒→搓圆→干燥→整丸→质检→包装。

四、实验仪器与材料

1. **实验仪器** 搪瓷盘、烧杯、玻璃棒、电炉、电子天平、崩解时限仪、千分之一电子天平、称量纸、药勺等。

2. **实验材料** 火麻仁、苦杏仁、大黄、枳实、厚朴、白芍、蜂蜜等。

五、实验内容

麻仁丸的制备

【处方】火麻仁	10g	苦杏仁	5g
大黄	10g	枳实	10g
厚朴	5g	白芍	10g
炼蜜	适量		

【制备工艺】分别称取火麻仁10g、苦杏仁5g、大黄10g、枳实10g、厚朴5g、白芍10g，共50g药材细粉，充分混合均匀。称取蜂蜜50g，置烧杯中用电炉加热煮沸至浅黄色，表面起细小气泡，手捻有黏性，两手指分开时有白丝出现，拉长即断，即得炼蜜；将药粉置搪瓷盘内，加炼蜜约40g，充分混匀，揉搓成可塑性较好的丸块，静置15分钟。用手将丸块搓成粗细均匀、表面光滑、无缝隙的丸条；将丸条分成20小段，再搓成圆滑的重量约0.4g的小蜜丸，即得。

【相关图片】见图16-1。

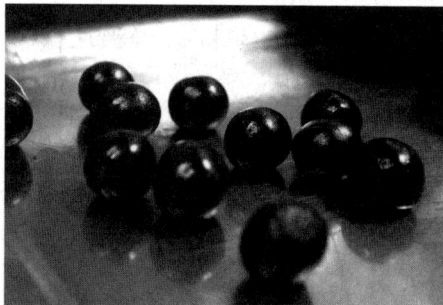

图16-1 麻仁丸

【用途】本品润肠通便，用于肠热津亏所致的便秘。

【操作要点】

1. 应选用优质蜂蜜，根据处方中药物的性质将蜂蜜炼成适宜程度的嫩蜜、中蜜和老蜜备用。合药时注意药粉与炼蜜的用量比例与蜜温，丸块应软硬适宜、滋润、不散不黏为宜。

2. 蜂蜜炼制时应不断搅拌，以免溢出。

3. 合药（制丸块）时药粉与炼蜜应充分混合均匀，制成软硬适度、可塑性佳的丸块，以保证搓条、制丸的顺利进行。制得的丸条应粗细均匀，表面光滑无裂缝，内部充实无裂隙，以便分粒和搓圆。

4. 为了便于制丸操作，避免丸块、丸条与工具粘连，并使制得的丸粒表面光滑，操作前可在搓丸、搓条工具上涂擦少量润滑剂。

5. 本实验制备产品为小蜜丸。

六、产品质量检查及分析

1. **外观色泽** 本品外观应圆整均匀、色泽一致。

2. **重量差异检查** 以10丸为1份（丸重1.5g及1.5g以上的以1丸为1份），取供试品10份，分别称定重量，再与每份标示重量（每丸标示量×称取丸数）相比较（无标示重量的丸剂，与平均重量比较），按表16–1的规定，超出重量差异限度的不得多于2份，并不得有1份超出限度1倍。

表16–1 丸剂重量差异限度

标示丸重或平均丸重	重量差异限度
0.05g及0.05g以下	± 12%
0.05g以上至0.1g	± 11%
0.1g以上至0.3g	± 10%
0.3g以上至1.5g	± 9%
1.5g以上至3g	± 8%
3g以上至6g	± 7%
6g以上至9g	± 6%
9g以上	± 5%

3. **溶散时限** 取供试品6丸，选择适当孔径筛网的吊篮（丸剂直径在2.5mm以下的用孔径约0.42mm的筛网；在2.5~3.5mm之间的用孔径约1.0mm的筛网；在3.5mm以上的用孔径约2.0mm的筛网），照崩解时限检查法（通则0921）片剂项下的方法加挡

板进行检查。除另有规定外，小蜜丸、水蜜丸和水丸应在1小时内全部溶散；浓缩丸和糊丸应在2小时内全部溶散。操作过程中如供试品黏附挡板妨碍检查时，应另取供试品6丸，以不加挡板进行检查。

麻仁丸质量检查结果记录于表16-2。

表16-2　产品质量检查结果

产品名称	外观性状	重量差异限度范围	溶散时限
麻仁丸			

七、常见问题及思考

1. 如何炼制蜂蜜？为什么要炼蜜？炼蜜程度应怎样掌握？

2. 用塑制法制备蜜丸时，其关键工序是哪一步？

3. 用塑制法制备蜜丸时，决定炼蜜程度的依据是什么？

实验成绩_____

项目十七　固体制剂车间岗位见习

日期＿＿＿＿＿＿　　团队组员＿＿＿＿＿＿＿＿＿＿＿＿＿＿＿＿＿＿＿＿＿＿＿＿＿

一、学习目标

1. 通过参观固体制剂生产车间，熟悉固体制剂的基本生产环境、设施设备、卫生要求。

2. 熟悉制剂车间的工作内容、布局设置。

3. 熟悉常见固体制剂剂型的生产工艺流程。

4. 了解粉碎筛分、制粒、压片、包衣、干燥等岗位制药机械设备的基本操作。

5. 了解固体制剂车间的空调系统、制水系统、人流物流通道等。

二、相关背景知识

药品生产企业的生产车间是药品生产的场所，直接决定了药品的质量。原辅料来源、生产工艺及条件、操作人员技术熟练程度、质量检测水平等，都可能使药品生产出现各种问题。按照《药品管理法》的规定，药品的生产要在药品监督管理部门的监督管理下进行，并要符合《药品生产质量管理规范》（GMP）的各项规定。通过参观生产车间，使学生了解药品生产的环境、工艺流程、人员、设备、空气净化、管理文件等内容，将药物制剂技术理论知识形象化。

固体制剂生产车间主要生产片剂、胶囊剂、颗粒剂、散剂、丸剂等固体剂型，其具有共性的操作单元有粉碎、过筛、混合、制粒、干燥、内包装、外包装等，每个剂型特有的操作单元有压片、胶囊填充、制丸等。

同时，通过岗位见习，有助于学生明晰自己未来的工作方向和工作岗位职责，明确学习目标。

三、实验内容

1. 参观药品生产企业厂区，了解整体环境和厂区布局。

2. 参观库房和物料进出流程。

3. 参观空气净化系统、制水系统。

4. 参观固体制剂生产车间，熟悉换鞋、更衣、消毒流程、洁净区分布。

5. 参观在线产品生产，包括片剂、胶囊剂、颗粒剂、散剂、丸剂等固体剂型的制备过程和质量控制。

6. 参观质检部门，了解药品生产企业对药品质量管理和检验的要求。

四、实验记录

请根据岗位见习情况填写表17-1。

表17-1　岗位见习情况记录表

见习企业	
见习部门	
企业产品	

以生产车间的一个产品为例，画出其生产工艺流程图。

品名：

洁净级别：

环境温湿度：

生产工艺流程图：

五、常见问题及思考

1. 药品生产车间最大的污染源是什么？

2. 请分析固体制剂生产车间对空气、温度、湿度各有哪些要求？

实验成绩_____

附 录

药物制剂技术实验基本要求

为了达到实验教学的预期目标，确保实验的顺利进行，学生必须遵守以下实验规则。

1. **预习实验内容** 实验前应仔细阅读实验指导书，明确实验目的、要求，对实验项目处方中药物性质、配制原理、操作步骤、关键工序等，做到"心中有数"，并合理安排实验时间。

2. **遵守实验纪律** 应保持实验室内肃静，不得无故迟到或早退，不得擅离实验操作岗位，不得高声谈笑，不进行与实验无关的活动，严禁吸烟、饮食。

3. **杜绝差错事故** 实验用原辅材料应名实相符，要在拿取、称量和放回时进行3次核对；处方中如有毒性药品，须仔细检查是否超过剂量，称量时需经实验指导教师在专用的天平上称量。称量完毕应盖好瓶盖，放回原处。使用精密仪器时，首先应熟悉其性能与操作方法，用前检查，用后登记。如实准确记录实验数据与实验结果。实验成品应及时交实验指导教师验收。如发生差错事故或异常现象，应及时报告实验指导教师，查明原因，及时解决。

4. **爱护仪器药品** 实验仪器、药品应妥善保管、存放和使用。如有破损缺少，应立即报告实验指导教师，并填写仪器药品报损表，然后到预备室补领。实验小组合用的仪器药品，每次实验前应检查核对后再取用。实验指导教师对破损缺少的仪器药品应查明原因，并提出处理意见。注意节约水、电及药品、试剂。

5. **注意安全卫生** 学生进入实验室须穿实验服。实验结束后及时清洗仪器、工具等，并将本组实验台、实验架等整理洁净方可离开。实验小组轮流值日，主要负责实验室内、走廊、地面、门窗的卫生整洁以及垃圾桶清理工作，关好水、电、窗，经实验指导教师验收合格后才能离开实验室。注意安全，严防火灾、烧伤或中毒事故发生。

6. **完成实验报告** 根据各项目实验结果填写相关实验内容，做到格式规范，内容真实，数据可靠，结论正确，文字简练，书写工整。

7. 评定实验成绩　学期所有实验做完后，期末进行实验考核，实验考核成绩纳入学生实验总成绩。学生实验总成绩为30分，由期末实验考核成绩（10分）、平时实验成绩（20分，包括实验出勤、实验操作、实验结果、实验报告、卫生纪律等）组成。

药物制剂基本性能评价指标

剂型	制剂基本性能评价项目
口服溶液剂	性状、澄清度、pH、含量、有关物质
口服乳剂	性状、分层现象、含量、有关物质
混悬型洗剂	性状、沉降体积比、pH、含量
散剂	性状、粒度、外观均匀度、含量、干燥失重
颗粒剂	性状、粒度、溶化性、含量、干燥失重、有关物质
胶囊剂	性状、装量差异、崩解时限或溶出度或释放度、水分
片剂	性状、重量差异、崩解时限或溶出度或释放度、硬度
丸剂	性状、水分、重量差异、溶散时限
软膏剂	性状、均匀性、粒度、分层现象
栓剂	性状、重量差异、融变时限

参考文献

［1］胡英，张炳盛.药物制剂技术［M］.北京：中国医药科技出版社，2021.

［2］丁立.药物制剂技术实验微格教程［M］.北京：化学工业出版社，2011.